Kohlhammer *Krankenhaus*

Die Autoren

Prof. Dr. rer. oec. Michael Greiling, Fachhochschule Gelsenkirchen, Lehrgebiet Betriebswirtschaftslehre insb. Workflow-Management im Gesundheitswesen, Geschäftsführer des Instituts für Workflow-Management im Gesundheitswesen (IWiG) GmbH, Münster.

Dipl. Pflegewirtin Theresa Muszynski, examinierte Krankenschwester, Studium des Pflegemanagements, Mitarbeiterin des Instituts für Workflow-Management im Gesundheitswesen (IWiG) GmbH, Münster.

Michael Greiling
Theresa Muszynski

Strategisches Management im Krankenhaus

Methoden und Techniken
zur Umsetzung in der Praxis

2., überarbeitete und
erweiterte Auflage

Verlag W. Kohlhammer

2., überarbeitete und erweiterte Auflage 2008

Alle Rechte vorbehalten
© 2008 W. Kohlhammer GmbH Stuttgart
Umschlag: Gestaltungskonzept Peter Horlacher
Gesamtherstellung:
W. Kohlhammer Druckerei GmbH + Co. KG, Stuttgart
Printed in Germany

ISBN 978-3-17-019150-1

Inhaltsverzeichnis

Abkürzungsverzeichnis

AHB	Anschlussheilbehandlung
AN-DRG	Australian National Diagnosis Related Group(s)
AP-DRG	All Patient Diagnosis Related Group(s)
APR-DRG	All Patient Refined Diagnosis Related Group(s)
AR-DRG	Australian Refined Diagnosis Related Group(s)
BCG	Boston Consulting Group
BIP	Bruttoinlandsprodukt
BPflV	Bundespflegesatzverordnung
BSC	Balanced Scorecard
CCL	Complication and Comorbidity Level
CdAM	Code des Actes Medicaux
CM	Case Mix
CMI	Case-Mix-Index
DRG	Diagnosis Related Group(s)
EDV	Elektronische Datenverarbeitung
FPG	Fallpauschalengesetz
FPV	Fallpauschalenverordnung
G-DRG	German Diagnosis Related Group(s)
GHM	Group Homogene Malade
GKV	gesetzliche Krankenversicherung
GR-DRG	German Refined Diagnosis Related Group(s)
HCFA	Health Care Financing Administration
HNO	Hals-Nasen-Ohren
IAP-DRG	International All Patient Diagnosis Related Group(s)
ICD-10	International Statistical Classification of Diseases and Related Health Problems, 10. Revision
ICD-10-GM	Internationale statistische Klassifikation der Krankheiten und verwandter Gesundheitsprobleme, 10. Revision, German Modification
IV	Integrierte Versorgung

KH	Krankenhaus
KHG	Krankenhausfinanzierungsgesetz
MA	Mitarbeiter
MAV	Mitarbeitervertretung
MDC	Major Diagnostic Category
PAP	Programmablaufplan
PCCL	Patient Clinical Complexity Level
PIMS	Profit Impact of Market Strategies
PK	Projektkrankenhaus
PKV	private Krankenversicherung
Pre-MDC	Pre Major Diagnostic Category
QM	Qualitätsmanagement
R-DRG	Refined Diagnosis Related Group(s)
ROI	Return on Investment
SGB	Sozialgesetzbuch
SGE	strategische Geschäftseinheit(en)
SLE	strategische Leistungseinheit(en)
Ver.	Vereinigung

Verzeichnis der Abbildungen, Tabellen und Übersichten

Abbildungen

Tabellen

1 Einführung

Das Gesundheitssystem ist mit ca. 10 % des Bruttoinlandprodukts einer der größten Sektoren der Wirtschaft und der größte Bereich des Dienstleistungssektors.[1] Dabei kommt dem Krankenhaussektor, als größtem Arbeitgeber im Gesundheitswesen mit 1,1 Millionen Beschäftigten und einem Umsatzvolumen von mehr als 51 Milliarden Euro, eine besonders große wirtschaftliche und beschäftigungspolitische Bedeutung zu.[2] Die Erhaltung der Gesundheit wird in Meinungsumfragen regelmäßig als eine der höchsten persönlichen Prioritäten bezeichnet.[3] Auch der Altersaufbau der Bevölkerung und die Wachstumsraten in den einzelnen Altersgruppen stellen die Wichtigkeit eines gut funktionierenden Gesundheitswesens in den Vordergrund. So wird die Zahl der über 80-Jährigen von 1990 bis zum Jahr 2030 von 1,1 Mio. auf 4,5 Mio. gestiegen sein.[4] Auch die durchschnittliche Lebenserwartung von Männern und Frauen wird in den nächsten Jahren weiter ansteigen. Zudem muss, nach Auffassung des Sachverständigenrats für die konzertierte Aktion im Gesundheitswesen, mit einer Zunahme der chronischen Erkrankungen gerechnet werden. An diesen Entwicklungen wird das Krankenhaus überproportional (in Relation zu anderen Einrichtungen des Gesundheitswesens) beteiligt sein.[5]

Skandale, die im Zusammenhang mit der Tätigkeit von Ärzten oder mit der Behandlung von Patienten bekannt werden, rücken regelmäßig auf die Titelseiten der Tageszeitungen. Bill Clinton hatte mit seinen Reformplänen für das Gesundheitswesen der USA seine erste Amtszeit im Weißen Haus gewonnen.[6]

Mit einer Reform des Gesundheitssystems können in Mitteleuropa zwar bislang keine Wahlen gewonnen werden, aber die Vorstellung, die Gesundheitsversorgung sei nicht gewährleistet bzw. gefährdet, kann – so die Meinung vieler Akteure des politischen Systems – sehr wohl zu hohen Stimmverlusten führen. All die oben aufgeführten Hinweise zeigen, dass das Gesundheitssystem in der politischen Praxis wie auch im täglichen Leben in den entwickelten Industrieländern von großer Bedeutung ist und in Zukunft auch noch an Priorität gewinnen wird.

Dieser besondere Stellenwert spiegelt sich in den täglichen Diskussionen um die Krisen des Gesundheitssystems wider. Weitere Indikatoren sind der Siegeszug der alternativen Heilmethoden, die im Laufe der Zeit immer mehr Anerkennung gefunden haben, der Imageverlust der ärztlichen Professionen, das Misstrauen vieler

---

1   Heimerl-Wagner/Köck (1996), S. 9; Hauke (1993), S. 3; Fischer (4/2002) S. 250
2   vgl. Rocke (1/2002), S. 73
3   Heimerl-Wagner/Köck (1996), S. 9
4   vgl. Sondergutachten 1995 des Sachverständigenrates für die konzertierte Aktion im Gesundheitswesen „Gesundheitsversorgung und Krankenversicherung 2000"
5   vgl. Trill (1996), S. 94 ff.
6   vgl. Heimerl-Wagner/Köck (1996), S. 9

Patienten ärztlichen Diagnosen gegenüber, das dazu führt, dass gleich mehrere Experten konsultiert werden, die immer größer werdende Anonymität und Geschäftigkeit im Krankenhausalltag und schließlich die nicht verstummenden Stimmen, unsere Gesellschaft könne sich all das nicht mehr leisten.

Für das Gesundheitssystem und die Versorgungsorganisationen stellen die oben dargestellten Entwicklungen zum Teil eine beträchtliche Problematik dar. Krankenhäuser sind in der heutigen Zeit nicht nur von einer Schließung bedroht, sie werden auch, manchmal unter Wert, an Private verkauft.

Und was vor wenigen Jahren noch undenkbar schien, ist heute längst Realität: Auch Krankenhäuser können sich gezwungen sehen, Konkurs anzumelden.[7]

Diejenigen, die überleben, sind und werden mit neuen und ungewohnten Herausforderungen konfrontiert. Kostendruck, Personalmangel, Qualitätsdiskussionen, die Einführung ständig neuer Verfahren und die Schwierigkeiten bei der Suche eines perfekt abgestimmten EDV-Systems, sind neue Herausforderungen für Manager in Organisationen, an denen die Rationalisierungswellen und die Strukturveränderungen, mit denen viele andere Wirtschaftszweige schon seit Jahren zu kämpfen haben, bisher vorübergegangen sind. Krankenhäuser befinden sich in einem sich stark wandelnden Umfeld, welches sich von der wirtschaftlichen Entwicklung über die demografische Entwicklung bis hin zur sozio-kulturellen Entwicklung unserer Gesellschaft erstreckt. Krankenhaus-Leitungen fehlen nach wie vor jedoch häufig die Erfahrungen, das erforderliche Training und das notwendige spezifische Handwerkszeug, um mit diesen neuen Aufgabenstellungen umzugehen.[8]

Im vorliegenden Buch finden sich spezifische Instrumente, die Krankenhäusern helfen sollen, die oben erläuterten Schwierigkeiten und Probleme zu bewältigen.

Kapitel 1 beinhaltet die Notwendigkeit des strategischen Managements im Krankenhaus sowie die Darstellung des aktuellen Krankenhaus-Abrechnungssystems – des DRG-Systems. In einem zweiten Kapitel werden dem Leser die Grundlagen und Methoden der strategischen Unternehmensplanung vorgestellt. Kapitel 3 befasst sich mit den Grundlagen der strategischen Planung, hierzu gehören der konzeptionelle Rahmen und die verschiedenen Instrumente und Methoden zur Entscheidungsfindung bzw. zur Strategiefindung. In Kapitel 4 werden die zuvor allgemein dargestellten Instrumente und Methoden anhand eines praktischen Beispiels auf das Krankenhaus transferiert. Das abschließende fünfte Kapitel zeigt einen Ausblick in die Zukunft der Krankenhauswelt.

1.1 Strategisches Management im Krankenhaus

Der Beginn der neunziger Jahre und die damit einhergehenden anhaltenden Entwicklungen in den Wirtschaftssystemen der mitteleuropäischen Industrienationen zeigen auf, dass ein unwiderruflicher Umbruch begonnen hat. Sowohl die wirt-

---

7   vgl. Heimerl-Wagner/Köck (1996), S. 9; Trill (1996), S. 94 ff.
8   vgl. Heimerl-Wagner/Köck (1996), S. 9; Trill (1996), S. 94 ff.; Hauke (1993), S. 3 f.; Braun (1999), S. 43 ff.

schaftliche und währungspolitische Zusammenführung der europäischen Nationen, als auch die allgemeine konjunkturelle Drosselung sind von beträchtlichen qualitativen und strukturellen Veränderungen und hoher Arbeitslosigkeit geprägt. Die Errungenschaften der konjunkturellen Spitzenzeiten müssen im Zuge der drückenden Finanzlasten der öffentlichen Haushalte überprüft und korrigiert werden. Diese Problematik wirkt sich auch auf das Gesundheitswesen aus und stellt für dieses eine große Herausforderung und Bewährungsprobe dar. Die sich bereits seit Jahren abzeichnende Begrenztheit der Ressourcen zwingt alle beteiligten Instanzen, neue Prioritäten zu setzen und umzudenken.[9]

Die Mehrzahl der Krankenhäuser war in den vergangenen Jahren und Jahrzehnten durch eine relativ stabile Umwelt gekennzeichnet. Das „System" Krankenhaus war nur selten strukturellen Veränderungen ausgesetzt. Ein gezieltes strategisches Management im Sinne einer gedanklichen Vorwegnahme von Umweltveränderungen und einer strukturierten, frühzeitigen Anpassung an zukünftige Zustände war bisher nicht notwendig. Das Patientenaufkommen war in der Regel gesichert und stabil. Die Fortschritte in den einzelnen Behandlungsmethoden erfolgten – im Vergleich zur heutigen Dynamik des medizinischen Fortschritts – eher „behutsam", die rechtlichen Rahmenbedingungen veränderten sich nur selten. (Eine Ausnahme stellt hier jedoch das Krankenhausfinanzierungsgesetz – KHG – von 1972 dar).[10] Insgesamt war das System bis Anfang der neunziger Jahre stabil und eher auf Expansion eingestellt als auf Stagnation oder gar Reduktion. In den letzten Jahren hat sich die Situation jedoch entscheidend geändert.[11] Das deutsche Gesundheitswesen muss sich seit Inkrafttreten des ersten Gesundheitsstrukturgesetzes (GSG) am 01. Januar 1993 gravierenden Veränderungsprozessen stellen.[12] Stärker denn je sind deutsche Krankenhäuser einem zunehmenden Wettbewerbsdruck und neuen gesetzlichen Rahmenbedingungen ausgesetzt. Diejenigen Einrichtungen, die sich nicht frühzeitig den Veränderungen stellen und ihnen mit Zuversicht entgegentreten, werden dem großen Konkurrenzdruck nicht standhalten können und als „Verlierer" aus dem Markt ausscheiden.[13]
Im Folgenden werden die wesentlichen Rahmenbedingungen, die das Gesundheitssystem bereits jetzt und auch zukünftig bestimmen und damit das Anforderungsprofil eines effizienten, strategischen Krankenhausmanagements darstellen, aufgezeigt.[14]

Demografische Entwicklung

In 40 Jahren werden ca. 30 % der Bevölkerung älter als 65 Jahre sein. Als Folge dieser Entwicklung werden sich die Anforderungen an die Gesundheitsversorgung stark verändern. Im Hinblick auf die in Zukunft immer älter werdenden Patienten ergeben sich multiple Krankheitsbilder, die eine Multimedikation und eine hohe Pflegebedürftigkeit mit sich bringen. Eine leistungs- und kostenintensive Kranken-

---

9   vgl. Sidamgrotzki (2000), S. 11 f.
10 vgl. Braun (1999), S. 388 f.
11 vgl. Braun (1999), S. 388 f.
12 vgl. Unternehmensberatung GmbH Beratung und Betreuung (2000), S. 6
13 vgl. Damkowski/Meyer-Pannwitt/Precht (2000), S. 5
14 vgl. Unternehmensberatung GmbH Beratung und Betreuung (2000), S. 6

hausstruktur mit fixen Entgelten und kurzen Verweildauern wird diese Zielgruppe nur in begrenzten Diagnose- und Behandlungsintervallen versorgen können.

Daher muss für die Zukunft eine entsprechende Versorgungskette aufgebaut werden, nur so lässt sich eine flexible Überleitung in bedarfsgerechte und kostengünstigere Versorgungsstrukturen (z. B. ambulante und teilstationäre Behandlung, ambulante Pflege, stationäre Altenpflege, Kurzzeitpflege, geriatrische Reha) gewährleisten.[15]

Forschung und Entwicklung

Die Entwicklungen in den Bereichen Medizintechnik, Pharmaindustrie, Informationstechnologie und innerhalb der therapeutischen und diagnostischen Verfahren führen zu einer hohen Leistungsdichte und Kostenintensität bei gleichzeitig verkürzten Verweildauern.

Aufgrund der fortschrittsbedingten Reduzierung der Verweildauer kommt es zu einer Verschiebung von der stationären zur ambulanten Versorgung. Das aus der Verkürzung der Verweildauer resultierende Defizit kann durch eine Erhöhung der Fallzahlen[16] ausgeglichen werden.[17]

Einführung des DRG-basierten Entgeltsystems

(siehe Kapitel 1.2 Das DRG-System)

Grenzen der Finanzierbarkeit

Der Grundsatz der Beitragsstabilität (vgl. § 17 Absatz 1 KHG in Verbindung mit § 6 BPflV) setzt Krankenhäusern die Grenzen der Finanzierbarkeit. Demnach muss eine Ausgabenerhöhung auf die voraussichtliche Einnahmensteigerung bei den Krankenkassen begrenzt sein.[18]

Gesetzliche Rahmenbedingungen zum Qualitätsmanagement

Um bei möglichen Finanzierungsengpässen von Gesundheitsleistungen keine Einschränkungen in der Qualität der Versorgung befürchten zu müssen, bezieht sich eine gesetzliche Regelung auf die Einführung und Weiterentwicklung eines Qualitätsmanagementsystems (vgl. § 135 SGB V). Mit Hilfe des Qualitätsmanagements soll sichergestellt werden, dass die medizinische und sonstige Leistungserbringung im Krankenhaus den definierten Qualitätsstandards genügt. Nach § 137 IV SGB V besteht erstmalig sogar die Gefahr von Vergütungsabschlägen, sofern kein adäquates Qualitätsmanagement eingeführt wird.

Ganz besonders für kleine Einrichtungen wird es schwierig, die Behandlungsformen und Eingriffsarten mit kleinen Fallzahlen den Qualitätsanforderungen anzu-

---

15 vgl. Unternehmensberatung GmbH Beratung und Betreuung (2000) S. 6, Braun (1999) S. 44

16 Anzahl der behandelten Fälle

17 vgl. Unternehmensberatung GmbH Beratung und Betreuung (2000), S. 7; Braun (1999), S. 44

18 vgl. Unternehmensberatung GmbH Beratung und Betreuung (2000), S. 7

passen bzw. ihnen zu genügen. Daher ist zu erwarten, dass kleinere Einrichtungen für einzelne Behandlungsformen keinen Versorgungsauftrag mehr erhalten.[19]

Verstärkter Wettbewerb/veränderte Umwelt der Anbieter

Die Umwelt der Anbieter wird sich in den nächsten Jahren weiter stark verändern. Aufgrund von Kooperationen, Fusionen, Beteiligungen und Übernahmen wird es weiterhin zu einer verstärkten Verzahnung der Leistungsstrukturen sowie zu einem verschärften Wettbewerb kommen.[20]

Basel II

Insolvenzen von Krankenhäusern waren bislang allenfalls in der Rehabilitation denkbar, sie werden aber in naher Zukunft immer häufiger vorkommen. Bisher wurde den Akutkliniken auch bei zu geringen Umsätzen die Finanzierung durch Banken, kommunale oder auch private Träger gesichert.
In der Vergangenheit wurden oftmals ohne vorherige eingehende Prüfungen zu hohe Kredite ausgegeben, welche unter den heutigen Bedingungen nicht mehr bedient werden können. Für die Banken ergibt sich daraus das Problem, dass die Kredite im Insolvenzfall zwar durch Grundschulden abgesichert sind, die Immobilie jedoch bei bereits eventuell geschlossenem Betrieb keinen Wert mehr für das Kreditinstitut darstellt. Somit werden die Kliniken oftmals durch die beteiligten Banken „künstlich" am Leben gehalten.
Dies wird sich in naher Zukunft ändern, so dass auch die Akutkliniken ihre Stellung im Markt finden und diese behaupten müssen. Zudem bringt Basel II entscheidende Veränderungen in der Kreditvergabe und den Kreditkosten. Nur Unternehmen, die sich frühzeitig mit einem Risikomanagement auseinandersetzen, haben die Chance sich auch in Krisensituationen am Markt behaupten zu können.
Was genau verbirgt sich nun hinter dem Begriff „Basel II"?
In dem Konsultationspapier des Baseler Ausschusses für Bankenaufsicht ist vorgesehen, dass bei der Kreditvergabe durch Banken an Unternehmen in Zukunft die Bonität des Kreditnehmers stärker berücksichtigt werden soll. Dies soll mit Hilfe eines Ratings geschehen, welches die Bonität des Kunden, die oftmals durch die Subjektivität der Hausbank getrübt ist, objektivieren soll. Mögliche Ratingkategorien sind z. B.

* das Management
* die Unternehmensplanung
* Controlling, Frühwarnsystem, Risikomanagement
* der Markt bzw. die Branche
* die Kundenbeziehungen
* die wirtschaftlichen Verhältnisse
* die weitere Unternehmensentwicklung.

---

19 vgl. Unternehmensberatung GmbH Beratung und Betreuung (2000), S. 9 f.
20 vgl. Unternehmensberatung GmbH Beratung und Betreuung (2000), S. 11 f.

Die beste Beurteilung ist AAA, die schlechteste zeichnet sich durch ein D aus. Bei einer Beurteilung von CC ist davon auszugehen, dass die Stellung eines Insolvenzantrags nicht mehr weit entfernt ist.

Die neue Eigenkapitalvereinbarung wurde Mitte 2004 veröffentlicht, die Regeln treten offiziell am 1. Januar 2008 in der Europäischen Union in Kraft, sie finden jedoch z. T. seit längerem in der täglichen Praxis Anwendung. Im Wesentlichen ist vorgesehen, dass Banken bei Kunden mit einem schlechten Rating die üblichen 8 % Eigenkapital hinterlegen müssen, bei Unternehmen mit einem sehr guten Rating kann die Eigenkapitalquote auf 1,6 % reduziert werden. Müssen die Banken für ein schlecht „geratetes" Unternehmen eine höhere Eigenkapitalquote hinterlegen, können sie notwendigerweise weniger Kredite vergeben und sind, um die erhofften Gewinne erzielen zu können, darauf angewiesen für die wenigen Darlehen höhere Kreditzinsen zu vereinbaren. Somit werden in Zukunft die Kreditkosten bzw. Kreditkonditionen von der Bonität des Kunden abhängig sein. Die Wirtschaftsprüfungsgesellschaft Price, Waterhouse & Coopers geht davon aus, dass schlecht geratete Kunden, wenn sie überhaupt noch Kredite bekommen, drei bis fünf Prozent mehr Zinsen zahlen müssen als gut eingestufte Unternehmen.[21]

Die dargestellten veränderten Rahmenbedingungen zeigen, dass die zukünftigen Strukturen des Gesundheitswesens „krankenhausfeindlicher" wurden und weiter werden. Daher ist viel stärker als bisher eine langfristige Sicherung der Existenz und Überlebensfähigkeit des Krankenhauses eines der wichtigsten Ziele des Managements. Aufgabe des strategischen Managements ist es nun, die strukturellen Veränderungen der Krankenhausumwelt systematisch zu erkennen, zu beobachten und hinsichtlich ihrer Bedeutung und möglichen Auswirkungen für das eigene Krankenhaus zu analysieren. Stärken und Schwächen bzw. Chancen und Risiken, die sich aus den oben dargestellten Veränderungen ergeben, sind mit Hilfe eines speziellen Instrumentariums zu ermitteln.[22]

Aus den gewonnenen Erkenntnissen muss das strategische Management Vorschläge für die Nutzung von Chancen, den Ausbau von vorhandenen Stärken und den Abbau von Schwächen sowie Abwehrmaßnahmen für Risiken, die sich aus den veränderten Bedingungen ergeben, entwickeln. Der hierzu notwendige Diskussionsprozess aller beteiligten Personen ist vom Management zu initiieren und bestenfalls von einem externen Berater zu moderieren. Somit kann das strategische Management mit Hilfe unterschiedlicher Instrumente, die im Weiteren vorgestellt werden, einen wesentlichen Beitrag zu einer langfristigen Existenzsicherung und Überlebensfähigkeit des Krankenhauses liefern.[23]

---

21 vgl. Westhelle (1/2002), S. 18–21; Müller von der Grün (1/2002), S. 22–23; Schieritz, et. al. (2006)
22 vgl. Braun (1999), S. 389 f.
23 vgl. Braun (1999), S. 389 f.

1.2 Das DRG-System

Mit dem Gesundheitsreformgesetz von 2000 hatte der Gesetzgeber eine grundlegende Änderung des Entgeltsystems (auch: Vergütungssystem) der Krankenhausleistungen ab dem Jahr 2003 beschlossen. Das neue Entgeltsystem soll die Qualität und die Wirtschaftlichkeit im Krankenhauswesen verbessern. Im Jahr 2003 wurde zunächst ein Jahr lang auf freiwilliger/optionaler Basis, seit 2004 dann verpflichtend für nahezu alle Krankenhäuser ein pauschaliertes Vergütungssystem eingeführt, das eine Vergütung nach fallgleichen Gruppen vorsieht[24] und das bisher bestehende Mischsystem aus Sonderentgelten, Fallpauschalen, Abteilungspflegesätzen und dem Basispflegesatz ersetzte.[25] Dabei werden die einzelnen Patienten je nach ihren Beschwerden in Fallgruppen eingeordnet und vergleichbare Fallgruppen gleich vergütet.

Das DRG System gilt ab dem 1. Januar 2004 für alle allgemeinen stationären und teilstationären Krankenhausleistungen.[26]

Allgemeine Krankenhausleistungen, die nicht in jedem Krankenhaus angeboten werden, wie etwa die Notfallversorgung oder auch Ausbildungsstätten, werden über Zu- bzw. Abschläge berücksichtigt.[27]

Am 27. Juni 2000 haben sich die Selbstverwaltungsorgane der Spitzenverbände der Krankenkassen des Verbandes der privaten Krankenversicherungen und der deutschen Krankenhausgesellschaft auf die Grundstrukturen des künftigen Vergütungssystems zu Leistungen im Krankenhaus verständigt. Dies geschah nach den Vorgaben des am 10. Juni 2000 in Kraft getretenen neuen § 17 b des Krankenhausfinanzierungsgesetzes (KHG).[28] Als Grundlage für die Einführung eines deutschen Fallpauschalensystems wurde die Systematik der Australian Refined Diagnosis Related Groups (AR-DRGs) gewählt.[29]

Das AR-DRG-System wurde ausgewählt, da es nach Auffassung der Selbstverwaltungsorgane im Vergleich zu allen anderen weltweit eingesetzten DRG-Systemen am besten in der Lage ist, die häufigsten im Krankenhaus behandelten Erkrankungen, kostengerecht abzubilden und in Pauschalkomplexen zusammenzufassen.

Am 29. August 2001 verabschiedete das Bundeskabinett das DRG-Einführungsgesetz bzw. Fallpauschalengesetz (FPG).[30] Die erste Lesung im Bundestag erfolgte am 27. September 2001, die zweite sowie die dritte Lesung erfolgten am 14. Dezember 2001. Dieser Gesetzentwurf wurde am 01. März 2002 vom Bundesrat ratifiziert. Das neue Abrechnungssystem soll die Kostenstruktur der Krankenhäuser verdeutlichen und die dadurch erzielte Transparenz einen Leistungsvergleich der einzelnen Krankenhäuser vereinfachen.[31] Die vorherige Struktur des Abrechnungssystems war durch die Verweildauer eines Patienten geprägt. Durch die Vergütung des einheitlichen durchschnittlichen Basispreises sind nun die Krankenhäuser nur dann in der Lage wirtschaftlich zu arbeiten, wenn ihre tatsächlichen Kosten niedriger sind als der Vergütungserlös. Die

---

24 vgl. § 17 b KHG
25 vgl. Bihr/Hekking Krauskopf/Lang (2001), S. 120 f.
26 Vgl. Keun (2004) S. 78
27 vgl. § 17 b KHG
28 vgl. Burk/Hellmann (2001) III – 4.3.2, S. 2
29 vgl. Burk/Hellmann (2001) III – 4.3.2, S. 2
30 vgl. das Krankenhaus, Redaktionsbeilage/Fallpauschalengesetz (2001), S. 1
31 vgl. BMG-Pressemitteilungen (2002), S. 1

Festlegung eines einheitlichen durchschnittlichen Basispreises der DRG zwingt Krankenhäuser also, ihre Kostenstruktur zu kennen und zu überwachen, damit sie ihre Existenz sichern können. Zu prüfen ist daher, welches Kalkulationssystem sich am besten dazu eignet, die Kostenstruktur im Krankenhaus zu ermitteln.

Diagnosis Related Groups (DRG)

Das System der Diagnosis Related Groups ist ein eindimensionales Patientenklassifikationssystem, das in der Lage ist, sämtliche akutstationären Behandlungsfälle algorithmisch einander ausschließenden Fallgruppen eindeutig zuzuordnen.[32] Dabei werden möglichst homogene Behandlungsfälle nach dem Verbrauch der Krankenhausressourcen in Fallgruppen innerhalb eines Gruppierungsprozesses (Grouping) mittels einer unterstützenden EDV-Software (Grouper) eingruppiert.

Ausgangspunkt der Entwicklung eines Abrechnungssystems nach fallgleichen Gruppen war ein Forschungsauftrag, der an Professoren der Yale Universität (USA) im Jahre 1967 gestellt wurde. Dieser Forschungsauftrag sah vor, ein Abrechnungssystem nach fallgleichen Gruppen, mit der Maßgabe, „ein Instrument zur Produktdefinition von Krankenhäusern und zur Unterstützung der Qualitätssicherung von stationären Patienten zu entwickeln."[33] Dabei sollte die Anzahl der Fallgruppen überschaubar bleiben, alle stationären Fälle erfasst, die bestehende Dokumentation verwendet und die Kosten sowie die medizinische Homogenität der Fallgruppen gewährleistet werden. Mitte der siebziger Jahre wurde in den USA das erste DRG-System an der Universität Yale vorgestellt.

Dabei wurde bei der Eingruppierung in erster Linie auf die medizinische Homogenität anhand der medizinischen Diagnose geachtet, der Kostenbereich jedoch nicht als Fallgruppen, sondern nur nach Verweildauer berücksichtigt.

Die praktische Einführung des in Yale entwickelten DRG-Systems erfolgte 1983 in den USA, wobei die ursprünglich im Yale-System im Kostenbereich verwendete Verweildauer von den kostengleichen Fallgruppen abgelöst wurden.

Das Yale-DRG-System wurde als Krankenhausfinanzierungssystem für eine Kostenerstattung von Medicare Patienten (Medicare = staatliche Krankenversicherung für Rentner in den USA) in den Staaten New York, New Jersey, Massachusetts und Maryland verwendet und sollte durch Erlösanreize eine langfristige Kostenreduktion bewirken.

Ausgehend von diesem ersten Einsatz der Yale DRG wurden durch die Health Care Financing Administration (HCFA), Betreiber der Medicare Krankenversicherung, weitere Versionen der HCFA DRG entwickelt.

So entstand 1986 die vierte Generation des Health-Care-Financing-Administration-Systems (HCFA-DRG).

Dieses bekannteste DRG-System kann als Grundlage für alle bestehenden DRG-Systeme herangezogen werden. Daher kann das Grundsystem der HCFA-DRG als Basis für die Australian Refined DRG (AR-DRG) verwendet werden, das wiederum die Grundlage der German-DRG (G-DRG) bildet. Einen kurzen Überblick über weitere DRG-Systeme gibt Abbildung 1.[34]

---

32   vgl. Keun (2004), S. 79
33   vgl. Lauterbach/Lüngen (2000), S. 5
34   In Anlehnung an Keun (2004), S. 19

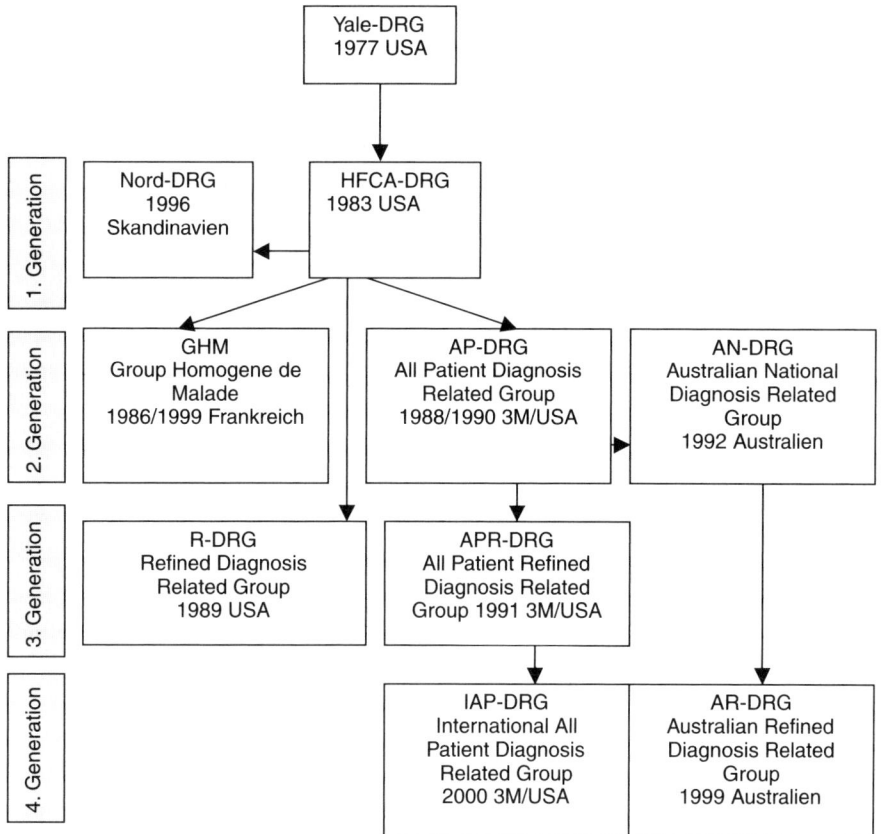

Abb. 1 Überblick über weitere DRG-Systeme (in Anlehnung an Keun, 2004, S. 20)

Um die Unterschiede in der Bedeutung der DRG-Systeme in den unterschiedlichen Ländern zu verdeutlichen, werden drei ausgewählte DRG-Systeme im Folgenden kurz beschrieben.[35]

HCFA-DRG

Der Differenzierungsgrad des HCFA-DRG-Systems erstreckt sich von 492 bis 511 Fallgruppen. Es wird als Instrument zur Leistungsbemessung genutzt und gilt weiterhin als Finanzierungsinstrument für 50 % des Krankenhausumsatzes. Das System deckt die akutstationäre Versorgung ohne Rehabilitation, Langzeitpflege, Kinderklinik, Kliniken für die Behandlung Krebskranker und die Psychiatrie ab. Als Codiersystem verwendet das HCFA-System die ICD 9-CM-Codierung. Auf der Ebene der Basis-DRG werden zwei unterschiedliche Schweregradstufen berücksichtigt. Die Ermittlung der Bewertungsrelationen erfolgt auf Basis der nach Ein-

---

35 Der Systemüberblick ist Tabelle 1 und 2 in Keun (2004), S. 21 u. S. 22 entnommen.

zelleistungsvergütung in Rechnung gestellten, aber nach DRG bezahlten Leistungen aller Krankenhäuser, korrigiert um verschiedene Faktoren, wie z. B. technischer Fortschritt, Produktivitätsänderungen und Inflationsrate. Regionale Besonderheiten werden ebenso wie für Lehrkrankenhäuser und nicht versicherte Patienten über pauschale Zuschläge berücksichtigt.

Groupe Homogene de Malade (GHM)

Der Differenzierungsgrad des GHM-Systems umfasst 590 Fallgruppen. Davon sind 72 Fallgruppen für ambulante Fälle vorgesehen. Das System wird als Instrument zur Leistungsbemessung und zur Ermittlung morbiditätsorientierter Budgets für Budgetverhandlungen eingesetzt.
Der Abdeckungsgrad dieses Systems umfasst Fälle der akutstationären Versorgung, der Rehabilitation, der Anschlussheilbehandlung (AHB) und der Psychiatrie. Das verwendete Codiersystem sind die ICD-10 und die CdAM (Catalogue des actes medicaux)-Codierung.
Auf der Ebene der Basis-DRG kommen zwei Schweregradstufen zum Tragen, sofern keine schwerwiegenden Komplikationen auftreten. Die Fälle mit schwerwiegenden Komplikationen werden in Sammel-DRG erfasst und höher vergütet. Die Kalkulation erfolgt durch eine jährliche Stichprobe bei einer kleinen Anzahl von Krankenhäusern. Anhand von Kostendaten aus 151 Krankenhäusern wird diese Stichprobe anschließend berichtigt. Für Dialysepatienten, die Strahlentherapie und Schwerbrandverletzte sowie krankenhausindividuelle Vereinbarungen werden Zuschläge gezahlt.

Australian National/Australian Refined DRG (AN/AR-DRG)

Das AN/AR-DRG-System umfasst 661 Fallgruppen. Das System kommt in den verschiedenen Staaten Australiens unterschiedlich zum Einsatz. Es wird als Instrument zur Leistungsbemessung und zur Leistungsplanung, zur Budgetermittlung und zur leistungsorientierten Finanzierung verwendet.
Das AN/AR-DRG-System deckt die akutstationäre Versorgung in der südaustralischen Psychiatrie ab. Das verwendete Codiersystem ist das ICD-9-CM bzw. ICD-10-AM (Australian Modification). Das System berücksichtigt auf der Ebene der Basis-DRG bis zu vier Schweregradstufen. Darüber hinaus wird die DRG-Zuordnung durch Kombinationen von fünf weiteren klinischen Faktoren ergänzt. Die Kalkulation erfolgt durch jährliche Stichproben bzw. eine Fortschreibung einer nationalen Kostenstudie. Für Lehrkrankenhäuser, regionale Besonderheiten und Vorhaltungen werden in den einzelnen Staaten unterschiedliche pauschale Zuschläge gezahlt.

Die Selbstverwaltungspartner einigten sich im Juni 2000 darauf, als Grundlage für das deutsche DRG-System (G-DRG) das bereits bestehende AR-DRG-System zu verwenden.
Das G-DRG-System ersetzte das zuvor bestehende Mischsystem, die Einführung erfolgt(e) in mehreren Stufen. In einer ersten Stufe, beginnend am 01. Januar 2003, konnten die Krankenhäuser ihre Krankenhausleistungen optional nach dem neuen Abrechnungssystem berechnen. In einer zweiten Stufe, erstmals ab 01. Januar 2004, waren/sind nun alle Krankenhäuser verpflichtet, ihre Krankenhausleistun-

gen nach dem neuen DRG-gestützten System zu berechnen. Dabei erfolgte die Abrechnung in den Jahren 2003 und 2004 budgetneutral. Da das neue System als ein „lernendes System mit entsprechender Ein- und Überführungsphase"[36] eingeführt wurde, sollten Änderungen in der vorerst nur für zwei Jahre geplanten Übergangsphase durchgeführt werden. Im zweiten Fallpauschalenänderungsgesetz (2. FPÄnG) wurde festgelegt, dass die Konvergenzphase zur Einführung der Leistungsvergütung über DRGs auf fünf Jahre (bis zum Jahr 2009) verlängert wird. Das bedeutet, seit dem Jahr 2005 wird ein bestimmter Prozentsatz aller im Krankenhaus erbrachten Leistungen über Fallpauschalen abgerechnet. Dieser Prozentsatz soll bis zum Jahr 2009 auf 100 % gestiegen sein. Bis zum Jahr 2009 basiert die Finanzierung der Krankenhäuser somit aus einer Mischung aus Selbstkostendeckung und DRG Vergütung.

Die Budgets der Krankenhäuser werden jeweils zum 01. Januar einem landeseinheitlichen DRG-Preisniveau, mit regionalen Spezifikationen (z. B. einziges Krankenhaus im Umkreis von 50 km muss erhalten bleiben) angeglichen. Die jeweiligen Kosten der DRG sind dem zentralen DRG-Institut zu melden, damit so das landeseinheitliche Preisniveau festgelegt werden kann.

Im Folgenden wird das DRG-Abrechnungssystem vorgestellt und der Einstufungsprozess der einzelnen DRG beschrieben.

Der Eingruppierungsprozess der AR-DRG ist Abbildung 2 zu entnehmen:[37] Ausgangspunkt ist der jeweilige Behandlungsfall. Der Prozess umfasst dabei die komplette Behandlung eines Patienten, von der Aufnahme bis zur Entlassung bzw. der externen Verlegung. Zunächst erfolgt eine Erfassung fehlcodierter und nicht eingruppierbarer Fälle in eine der neun Fehler-DRG, wie zum Beispiel „Neonatale Diagnose unvereinbar mit Alter und Gewicht". Danach werden durch eine Einstufung der Pre-Major-Diagnostic-Categories (Prä-MDCs) Behandlungsfälle aussortiert, die in eine der 57 so genannten Prioritätsgruppen für besonders aufwändige Fälle, wie zum Beispiel HIV-Erkrankungen oder Polytrauma, fallen. Der überwiegende Teil der Behandlungsfälle wird jedoch aufgrund der Hauptdiagnose (Major-Diagnostic-Category, MDC) in eine der 23 Hauptdiagnosegruppen eingruppiert (s. Abbildung 2 und Tabelle 1).[38]

Anschließend werden die Behandlungsfälle nach drei verschiedenen Partitionen, so genannten Sub-MDCs, einer chirurgischen, einer medizinischen und einer sonstigen Partition, unterteilt.

Die Einteilung erfolgt nach der unterschiedlichen Behandlung der einzelnen Fälle. So werden alle Behandlungsfälle, bei denen der Operationssaal benötigt wird, der chirurgischen Partition (Partition O), konservativ behandelte Fälle der medizinischen Partition (Partition M) und diagnostische oder therapeutische Fälle der sonstigen Partition (Partition A) zugeordnet.[39] Als diagnostische Fälle sind z. B. Allergologie, Lungenfunktionsdiagnostik, Sonographie und EKG zu nennen, während z. B. die physikalische Therapie, die Krankengymnastik und die Sprachtherapie als therapeutische Fälle bezeichnet werden.

---

36 vgl. BMG-Pressemitteilungen (2002), S. 2
37 vgl. Keun (2004), S. 84
38 vgl. Keun (2004), S. 84
39 vgl. Keun (2004), S. 85

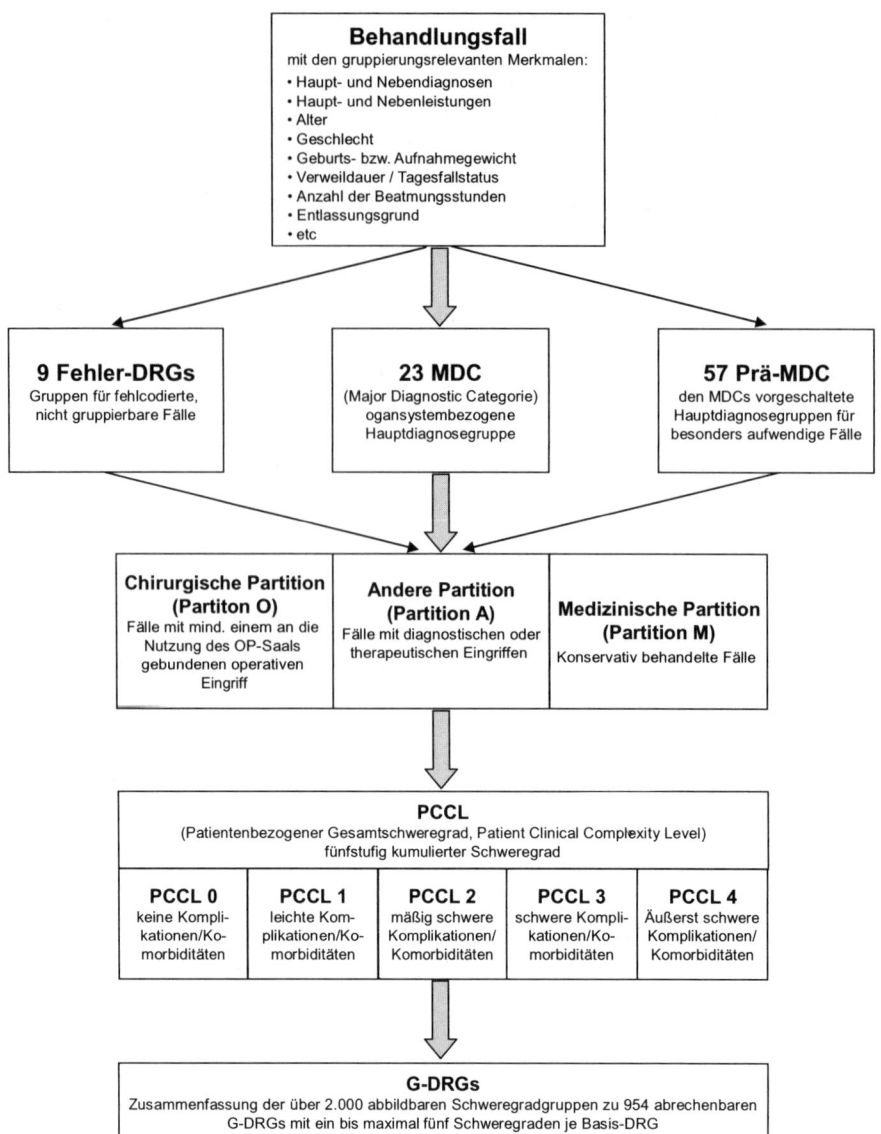

Abb. 2 Eingruppierungsprozess (in Anlehnung an Keun, 2004, S. 83)

Im G-DRG System (Version 2006) gibt es insgesamt 954 DRGs. Davon sind 912 im Fallpauschalenkatalog enthalten, 40 DRGs sind nicht bewertet (Anlage 3) und in 2 Fällen handelt es sich um rein teilstationäre Fallpauschalen.[40]

---

40 InEK, 2006, S. 13

Die letzte Stufe der Einordnung eines Behandlungsfalls zu einer DRG wird über eine fünfstufige Nebendiagnose mit unterschiedlichen Schweregraden vorgenommen. Die Nebendiagnose wird dabei mit Hilfe der bestehenden ICD-Codes dokumentiert. „Bei der Zuordnung in eine Schweregradgruppe (Patient-Clinical-Complexity-Level, PCCL) wird zunächst jeder Nebendiagnose in Abhängigkeit von der Basis-DRG ein Schweregrad (Complication and Comorbility Level, CCL) zugeordnet."[41] Es gibt insgesamt 5 Schweregrade (CCL):[42]

CCL 0: Nebendiagnose zählt nicht als Komplikation oder Begleiterscheinung
CCL 1: Nebendiagnose zählt als leichte Komplikation
CCL 2: Nebendiagnose zählt als mittlere Komplikation
CCL 3: Nebendiagnose zählt als schwere Komplikation
CCL 4: Nebendiagnose zählt als sehr schwere Komplikation

Tab. 1   Hauptdiagnosegruppen (MDC) im G-DRG-System, Version 2006 (in Anlehnung an Keun, 2004, S. 84)

MDC-Nr.	Kode	Bezeichnung der MDC	Anzahl G-DRGs
Prä	A	Prä-MDC	34
01	B	Krankheiten und Störungen des **Nervensystems**	67
02	C	Krankheiten und Störungen des **Auges**	21
03	D	Krankheiten und Störungen des **Ohres**, der **Nase**, des **Mundes** und des **Halses**	35
04	E	Krankheiten und Störungen des **Atmungsorgane**	43
05	F	Krankheiten und Störungen des **Kreislaufsystems**	91
06	G	Krankheiten und Störungen der **Verdauungsorgane**	60
07	H	Krankheiten und Störungen an **hepatobiliärem System** und **Pankreas**	31
08	I	Krankheiten und Störungen an **Muskel-Skelett-System** und **Bindegewebe**	86
09	J	Krankheiten und Störungen an **Haut, Unterhaut** und **Mamma**	38
10	K	**Endokrine, Ernährungs-** und **Stoffwechselkrankheiten**	28
11	L	Krankheiten und Störungen der **Harnorgane**	41

41   vgl. Keun (2004), S. 85 ff.
42   vgl. Niedersächsische Krankenhausgesellschaft (2000)

MDC-Nr.	Kode	Bezeichnung der MDC	Anzahl G-DRGs
12	M	Krankheiten und Störungen der **männlichen Geschlechtsorgane**	22
13	N	Krankheiten und Störungen der **weiblichen Geschlechtsorgane**	33
14	O	**Schwangerschaft, Geburt** und **Wochenbett**	17
15	P	**Neugeborene**	38
16	Q	Krankheiten des **Blutes**, der **blutbildenden Organe** und des **Immunsystems**	12
17	R	**Hämatologische** und **solide Neubildungen**	20
18A	S	**HIV**	6
18B	T	**Infektiöse** und **parasitäre Erkrankungen**	16
19	U	**Psychische Erkrankungen**	10
20	V	**Alkohol-** und **Drogengebrauch** und alkohol- und drogeninduzierte psychische Störungen	8
21A	W	**Polytrauma**	8
21B	X	**Verletzungen, Vergiftungen** und toxische Wirkungen von Drogen und Medikamenten	18
...	...	...	...
		Insgesamt	**806**

Die DRG wird in einem vierstelligen alphanumerischen Kode abgebildet. Die Kodierung der DRG H08A Laparoskopische Cholezystektomie mit sehr komplexer Diagnose[43] lässt sich wie folgt aufgliedern.
Der Kode H steht für die MDC: 07 Krankheiten und Störungen an hepatobiliärem System und Pankreas (vgl. Abb. 3). 08 bezeichnet die Partition, in diesem Fall handelt es sich um eine chirurgische Partition. Die Kodierungen der Partitionen lassen sich wie folgt aufschlüsseln: 01–39 steht für alle chirurgischen Partitionen, 40 bis 59 für alle „Anderen" Partitionen und 60–99 für alle medizinischen Partitionen. Der Endkode A bezeichnet den ökonomischen Schweregrad des Behandlungsfalls hier definiert als „… mit sehr komplexer Diagnose". Der Schweregrad berücksichtigt sowohl den PCCL als auch weitere Merkmale wie z. B. das Alter eines Patienten. Das A steht für sehr aufwändige und somit teure Behandlungen. Derzeit geht die Aufgliederung in unterschiedliche Schweregradgruppen bis zum Buchstaben G. Der Endbuchstabe Z steht für DRGs die nicht weiter differenziert sind.

---

43 INeK, 2005, S. 60

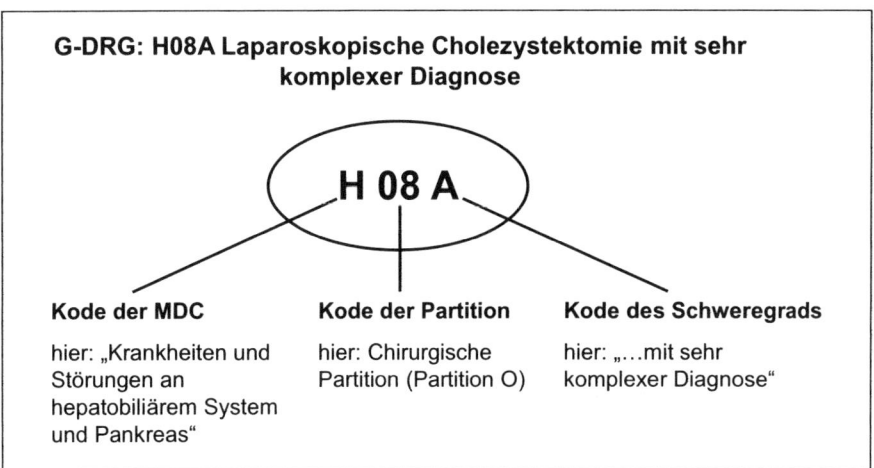

Abb. 3 Aufschlüsselung der DRG Kodierung

Da ein Patient eine Reihe Nebendiagnosen aufweisen kann und eine Addition der CCLs zu unrealistisch hohen Schweregraden führen kann, wird die PCCL mittels einer Glättungsformel berechnet. Diese stellt sich wie folgt dar:[44]

$$PCCL = \frac{l_n\left\{\Sigma\, CCL_i \cdot \exp\left(-a \cdot (i-k)\right)\right\}}{l_n\,(3/a)\,/\,4}$$

Der Schweregrad der Erkrankung ist für die Einstufung in eine DRG besonders wichtig, da Komplikationen bei der Behandlung die Kosten ansteigen lassen. Eine falsche Einstufung in den Schweregrad würde somit die tatsächliche Kostenstruktur verfälschen.

Costweight/Relativgewichte/Effektivgewichte

Aus dem Durchschnitt der Gesamtkosten aller DRG wird ein Basisfall ermittelt, dem ein Relativgewicht (Referenzwert) von 1,0 zugewiesen wird. Je nach dem durchschnittlichen Ressourcenverbrauch werden den einzelnen DRG Relativgewichte zugeordnet, die anzeigen, ob der ökonomische Aufwand für den DRG-Fall höher oder niedriger ist, als der Referenzwert von 1,0.[45] Die Ermittlung der Effektivgewichte erfolgt über die Berücksichtigung der Verweildauer eines Behandlungsfalls. So werden zunächst jeweils die 2,5 % der Fälle mit der kürzesten Verweildauer und die 2,5 % der Fälle mit der höchsten Verweildauer herausgenommen und die durchschnittliche Verweildauer der restlichen 95 % der Fälle mit Hilfe des arithmetischen Mittels berechnet. In einem zweiten Schritt werden ein oberer Trimmpunkt (obere Grenzverweildauer) und ein unterer Trimmpunkt (untere Grenzverweildauer) bestimmt. Der obere Trimmpunkt liegt bei dem Dreifachen der durchschnittli-

---

44 In Anlehnung an UKM, PKKS-Rechner
45 vgl. Keun (2004) S. 87 ff.

chen Verweildauer, der untere Trimmpunkt bei einem Drittel der durchschnittlichen Verweildauer. Überschreitet die Verweildauer des Patienten den oberen Trimmpunkt, so wird das Relativgewicht aufgewertet. Bei Unterschreitung der Verweildauer unter den unteren Trimmpunkt wird entsprechend abgewertet.

Tab. 2   Beispiel für ein Relativgewicht

DRG	Relativgewicht	Erlös in €
Basisfall	1,00	2687,32[1]
H08A.	1,927	5178,47

[1] Landesbasisfallwert NRW, 2006

Das Effektivgewicht wird ermittelt, indem zu dem Relativgewicht das Produkt aus Auf-/Abwertung und dem Gewichtungsfaktor je Tag addiert wird.

Beispiel für die Aufwertung eines Relativgewichtes bei Überschreitung der Oberen Grenzverweildauer[46]

Chirurgischer Patient, Langlieger
DRG: H08A
Relativgewicht: 1,927
Ist-Belegungstage: 31 Tage
1. Tag mit zusätzlichem Entgelt   27.
Zuschlag je Tag   0,066
Zahl der zusätzlich abrechenbaren Tage   31 + 1 − 27 = 5
Zuschlag   5 · 0,066 =
Effektivgewicht   1,927 + 0,33 = 2,257

Der DRG-Gesamterlös, den ein Krankenhaus erzielen kann, ergibt sich aus der Multiplikation des Basispreises mit der Summe aller Relativgewichte (Effektivgewicht) der einzelnen DRG.

Case Mix (CM)

Der Case Mix gibt die Leistung eines Krankenhauses, einer Abteilung oder einer Station an. Im Vergleich mit anderen Krankenhäusern wird so durch die erhöhte Transparenz deutlich, ob ein Krankenhaus im Vergleich wirtschaftlich arbeitet, oder an welcher Stelle Defizite bestehen, die zu beseitigen sind. Berechnet wird der Case Mix durch die Addition aller relativgewichteten DRG-Fälle innerhalb eines bestimmten Zeitraums.

---

46   In Anlehnung an Keun (2004), S. 89

Beispiel

DRG:	G07Z Appendektomie bei Peritonitis mit äußerst schwerer oder schwerer CC
Costweight	1,474
Anzahl Fälle	1.000
DRG:	G03Z Große Eingriffe an Magen, Ösophagus und Duodenum
Costweight	4,50
Anzahl Fälle	200
Case Mix	2.374 = (1,474 · 1.000) + (4,5 · 200)

Case-Mix-Index (CMI)

Dividiert man den Case Mix durch die Anzahl der behandelten Fälle je Versorgungseinheit (Krankenhaus, Station etc.) so erhält man den Case-Mix-Index (CMI). Er gibt die durchschnittliche ökonomische Belastung einer Versorgungseinheit an.[47]

Beispiel

Case Mix (siehe Beispiel vorher):	2.374
Anzahl Fälle insgesamt:	1200
Case-Mix-Index:	1,97833

Der Wert zeigt, dass die Fälle der chirurgischen Abteilung im Durchschnitt um mehr als 97 % höher liegen als der Basisfall.

Base-Rate (Basis-Rate)

Die Base-Rate wird ermittelt, indem man das Budget (verwendet wird das Budget des Vorjahres) durch den Case Mix dividiert. Dabei gibt die Base-Rate die durchschnittlichen Fallkosten über alle Behandlungsfälle des Krankenhauses an. Daher ist die Base-Rate eines Krankenhauses für alle DRGs gleich hoch.

Beispiel

Budget Vorjahr:	6.379.697,68 €
Case Mix:	2.374
Base-Rate:	**2.687,32 €** = 6.379.697,68 € ÷ 2.374

„Wirtschaftlichere Krankenhäuser zeichnen sich im Vergleich mit unwirtschaftlicheren Krankenhäusern durch einen höheren CMI bei niedrigerer Basis-Rate aus."[48]

---

47 vgl. Rochell/Roeder (2001a), S. 3
48 vgl. Rochell/Roeder (2001a), S. 3

Zusammenfassend gesehen macht das neue Fallpauschalensystem die medizinischen Leistungen des Krankenhauses in einem bisher nicht gekannten Maße transparent. Daraus ergeben sich für das Krankenhaus große Chancen, durch eine strukturierte Analyse und Bewertung des Leistungsgeschehens in seiner Struktur und seinen Patientenzahlen, das eigene Unternehmen zukunftsfest zu entwickeln. In einigen Fällen werden jedoch auch schmerzliche Erfahrungen zu verkraften sein. An dieser Stelle ist die Führungssicherheit und -fähigkeit des Trägers gefragt. Er muss in der Lage sein, sich mit den Themen „Fusion", „Konzentration von Leistungsprozessen", „Diversifikation" oder auch „Verkauf des Klinikbetriebs" souverän und verantwortungsbewusst auseinander setzen zu können, denn es hilft keinesfalls, „den Kopf in den Sand zu stecken".[49]

---

49 vgl. Achner (2/2002), S. 108–111

2 Grundlagen und Methoden der strategischen Unternehmensplanung

Durch die rasanten Veränderungen der Umweltbedingungen und des schärferen Wettbewerbs, ist das Bedürfnis, durch ein strategisches Management Sicherheit über die Existenzfähigkeit und Entwicklungschancen der Unternehmungen zu erlangen, erheblich gestiegen. Deshalb wurde in den vergangenen 10 Jahren insbesondere im Bereich der strategischen Planung und des strategischen Managements viel geforscht und veröffentlicht.

Seit Mitte der neunziger Jahre ist ein weiteres Fortschreiten der Veränderungsgeschwindigkeiten der Umweltbedingungen zu erkennen. Durch diesen Umstand fand eine Weiterentwicklung von der strategischen Planung zum strategischen Management statt.

2.1 Theoretische Grundlagen des strategischen Managements

2.1.1 Einführung

Im ersten Teil des Kapitels 2 werden die Grundlagen des strategischen Managements vermittelt. Als Ausgangsbasis werden zunächst die dafür notwendigen Grundbegriffe geklärt. Anschließend zeigt die historische Entwicklung die Fortschritte der betriebswirtschaftlichen Forschung aufgrund der Veränderung bzw. der Entwicklung der Umweltbedingungen und stellt den Hintergrund zum Verständnis der heutigen wissenschaftlichen Ergebnisse dar. Sie bilden die Grundlage des Verständnisses von Sinn und Zweck des strategischen Managements.

Die Entwicklung von der strategischen Planung zum strategischen Management zeigt die notwendige Einbindung der internen Ressourcen in die Unternehmensplanung, um auf die heutigen faktisch nicht planbaren Umweltveränderungen adäquat reagieren zu können. Abschließend werden die Inhalte des strategischen Managements aufgezeigt und im Weiteren näher erklärt und erläutert.

2.1.1.1 Begriffliche Abgrenzungen

Zum grundlegenden Verständnis für die Auseinandersetzung mit dem strategischen Management gilt es zunächst, die Kernbegriffe und Aufgaben von Unternehmen – Plan und Planung sowie Strategie – zu definieren.

Die grundsätzlichen Aufgaben der Unternehmen

Die Aufgabe eines Unternehmens, auch im Sinne der gesellschaftlichen Verantwortung, besteht darin, mit möglichst hoher Effizienz und auf kontinuierliche Weise die wesentlichen Ressourcen wie Arbeit, Kapital, Ideen, Rohstoffe usw. in Produkte und Dienstleistungen, sinnvolle sowie gesicherte Arbeitsplätze und weitere Ergebnisse umzuwandeln. Unter Berücksichtigung der Interessen derjenigen, die Ressourcen zur Verfügung stellen, aber auch im Einklang mit den Bedürfnissen der Gesellschaft[50].

Die Missachtung der Interessen der Ressourcengeber sowie die vollständige Erfüllung der Bedürfnisse der Gesellschaft gefährden die Unternehmen. Das permanente Streben nach Ausgewogenheit ist daher ihre Aufgabe und Verantwortung. Hierzu gehört die Aufrechterhaltung eines kontinuierlichen Stroms der Ressourcen vom Unternehmen zur Umwelt (Mitarbeiter, Gesellschaft, Lieferanten, Patienten, etc.), verbunden mit der möglichst effizienten Umwandlung in Leistung.

Die zukunftsorientierte Aufgabe besteht darin, die Bedingungen vorherzusehen, unter denen jede Umweltgruppe die Kooperation mit dem Unternehmen fortzusetzen bereit ist, unter Berücksichtigung der Zielvorstellungen, die den Möglichkeiten des Unternehmens entsprechen. Durch Innovationen zum richtigen Zeitpunkt und mit Kooperationen etwas Neues zu schaffen, sichert und steigert langfristig den Wert eines Unternehmens. Die enorme Geschwindigkeit der Umwandlungsprozesse stellt höchste Anforderungen an das Management bzw. an die Manager die Veränderungsprozesse im beschriebenen Sinne zu bewältigen.[51]

Planen/Planung/Plan

Die drei inhaltlichen Merkmale

- geistige Beschäftigung mit der Zukunft
- konkretes Prüfen von alternativen Handlungsmöglichkeiten in Hinblick auf zukünftige Umweltsituationen und die
- Auswahl einer Handlungsalternative sowie die Festlegung der Entscheidung

charakterisieren das Planen. Nach Kreikebaum wird unter Planung die zukunftsbezogene Tätigkeit verschiedener Planungsträger in Organisationen verstanden. Demnach ist Planung die kollektive Tätigkeit in Organisationen, aus gegenwärtigen Zeitpunkten unter verschiedenen Handlungsmöglichkeiten eine Alternative auszuwählen und damit eine Entscheidung vorzubereiten. Die Art der Planung bestimmt die Struktur des Planungssystems und den Ablauf des Planungsprozesses.
Der Plan stellt das Ergebnis bzw. das Objekt des Planens dar. Mindest-Inhalt des Plans ist: Wer was warum womit wann unter welchen Annahmen erreichen soll.

---

50   vgl. McDonald (1976), S. 2–12
51   vgl. Hinterhuber (1996), S. 1–4

Strategie

Die Begriffe Strategie und strategisch sind heute Modewörter, deren Einsatz unscharf und vieldeutig geworden ist.[52]

Aus etymologischer Sicht stammt der Begriff der Strategie aus dem Griechischen und meint die Kunst der Heeresführung, die geschickte Kampfplanung und die Feldherrenkunst (strategos = Heerführer, Feldherr; stratos = Herr; agein = Führen). Hierbei wird zwischen direkten und indirekten Maßnahmen unterschieden.

Die Einführung des Strategiebegriffs in die Betriebswirtschaft wurde durch die Spieltheorie begünstigt. Nach *v. Neumann/Morgenstern (1947)* besteht die Strategie eines Spielers in der richtigen Auswahl seiner Aktionen im Hinblick auf seine Zielsetzung – etwa so wie in einem Schachspiel – unter Berücksichtigung möglichst aller Situationen.

In der weiteren Entwicklung wurde in den 50er-Jahren der Strategiebegriff von den Professoren der Harvard Business School eingeführt und gilt seither als wichtiger Bestandteil der Aus- und Weiterbildung von Managern.[53] Im heutigen Umfeld der wissenschaftlichen Forschung wird die Unternehmensstrategie vor allem zur Definition des einmaligen, spezifischen und unwiederholbaren Charakters eines jeden einzelnen Unternehmens, der sich in der Fortbildung des ursprünglich leitenden Gedankens entsprechend den sich stets ändernden Verhältnissen beschreibt. Im Unternehmensbereich ist der leitende Gedanke die „business idea", eine Kernkompetenz, die die notwendige Einzigartigkeit des ursprünglich leitenden Gedankens widerspiegelt.[54]

2.1.1.2 Entwicklung der strategischen Unternehmensplanung

Entwicklung

Ein Rückblick zeigt, dass eine Entwicklung von der Planung zur strategischen Planung stattgefunden hat. Diese Entwicklung gründet sich vor allem auf folgende Faktoren:

- Erhöhung der Komplexität und Dynamik der Umweltbedingungen
- Weiterentwicklung in der Unternehmensorganisation
- Fortschritte im Bereich der Planungsmethoden.[55]

Die Unternehmensplanung spiegelt letztlich die Reaktion auf bzw. Beeinflussung durch externe Umweltbedingungen wider. Daher kann davon ausgegangen werden, dass die Umweltsituation letztlich als ausschlaggebender Faktor für eine strategische Unternehmensplanung angesehen werden kann.

---

52 vgl. Kreikebaum (1993), S. 24
53 vgl. Stahle (1999), S. 601–603
54 vgl. Hinterhuber (1996), S. 18
55 vgl. Kirsch/Bamberger/Berg/Weber (1975), S. 454–459

50er-Jahre – Planung durch einfache Fortschreibung der Vergangenheit

In den 50er- und Anfang der 60er-Jahre war die Entwicklung durch den Käufermarkt geprägt. Die daraus resultierende Expansion der Unternehmen verlangte lediglich die Notwendigkeit nach einer *kurzfristigen Planung* im Bereich der Produktion und Finanzierung. Die Budgetierung war das Instrument, um die Ist-Situation zu analysiere, daraus Soll-Werte zu ermitteln und im Nachhinein die Abweichungen festzustellen. Im Grunde wurde die Zukunft durch einfache Fortschreibung der Vergangenheit prognostiziert.

60er-Jahre – Entwicklung von langfristigen Plänen

Die ersten konjunkturellen Einbrüche Mitte bis Ende der 60er-Jahre zwangen die Unternehmen, sich verstärkt mit den Absatzmärkten zu beschäftigen und längerfristige Zielvorstellungen und damit *langfristige Pläne* zu entwickeln. Hierfür wurden Planungsabteilungen aufgebaut, die sich vor allem mit der Analyse und Prognose der Umweltbedingungen beschäftigten.

70er-Jahre – Strategische Unternehmensplanung

Durch die Erhöhung der Komplexität und Dynamik der Umweltveränderungen mit Beginn der 70er-Jahre, war plötzlich eine extrapolierte Fortschreibung der Vergangenheitswerte nicht mehr möglich. Durch Umsatzrückgänge entstanden Überkapazitäten bei Kostenremanenz, die zur kritischen Überprüfung der bisherigen Planungspraxis führte. Dies erforderte die Beschäftigung mit der *strategischen Unternehmensplanung*. Standen in den 60er-Jahren eher die Produkt-Markt-Beziehungen im Vordergrund und wurde die Umwelt weitestgehend auf potenzielle Kunden sowie potenzielle Konkurrenten reduziert, so entwickelten sich weitere zu berücksichtigende Aspekte der Umfeldveränderungen wie Käuferverhalten, Kaufkraft, Inflation, Ressourcenverknappung, Umweltprobleme sowie interne Aspekte wie Mitbestimmung, soziale Absicherung und das Streben der Mitarbeiter nach Selbstständigkeit sowie Selbstverwirklichung etc.[56] Im Gegensatz zu bisherigen Planungen durch Planungsabteilungen wurde erkannt, dass die strategische Planung die Aufgabe der Unternehmensführung ist. Ergebnis der strategischen Planung war vor allem die Diversifikation von Unternehmen.[57]
Die strategische Planung beschäftigte sich in den 70er-Jahren mit der Analyse der zukünftigen Chancen und Risiken sowie mit der Analyse der eigenen Stärken und Schwächen, der Suche nach Zielen und der Ableitung von Strategien auf der Grundlage von Portfolio-Analysen. Um auf Bedrohungen und Gefahren, wie z. B. die Ölkrise reagieren zu können, entstand die Krisenforschung. Unter den Bezeichnungen Strategie Issue Management, Strategie Surprise Management und Diskontinuitätenmanagement wurden Konzepte zur schnellen Identifikation von Gefahren, Bedrohungen und der adäquaten Reaktion entwickelt.[58]

---

56 vgl. Meffert (1988), S. 4 f.
57 vgl. Steiner (1971), S. 131 f., S. 202 f.
58 vgl. Bea/Haas (2001), S. 12

80er-Jahre – strategische Planung unter Berücksichtigung der „soft facts"

Die 80er- und der Beginn der 90er-Jahre waren vor allem durch die Internationalisierung und Globalisierung geprägt, die vor allem die Vorhersehbarkeit von Umweltveränderungen aufgrund der erhöhten Komplexität und Verbundenheit der weltweiten Volkswirtschaften erheblich erschwerten. Die Signale der Umweltveränderungen waren schwächer bzw. teilweise gar nicht vorhanden und Veränderungen traten häufig überraschend auf.[59] Die Veränderung in den Beziehungen zwischen den Unternehmen und der Unternehmensumwelt erhöhten die Anforderungen an die Anpassungs- und Innovationsfähigkeit. Dies hatte eine Ausrichtung der Aufmerksamkeit auf soziale und gesellschaftliche Aspekte zur Folge, die so genannten „soft facts". Unter diesen neuen Bedingungen erlangten das Personal, die Organisation, die Information und die Unternehmenskultur eine neuartige und damit strategische Bedeutung. Auch öffneten sich die Grenzen der Unternehmen für Kooperation und Integration.

Mitte der 90er-Jahre und heute – strategisches Management

In neuerer Zeit, seit 1995, gewinnen Schlagworte wie Wissensgesellschaft, virtuelle Märkte, grenzenloses Unternehmen, virtuelle Organisation und die Unternehmung als lernende Organisation an Bedeutung. Den schwer vorhersehbaren Umweltveränderungen soll flexibel durch Selbstorganisation, ständiges Lernen im Unternehmen und Wissensmanagement begegnet werden.[60] Diese Entwicklung zwang zur Weiterentwicklung der strategischen Planung zum *strategischen Management*.

2.1.1.3 Definition und Zweck der strategischen Unternehmensplanung

Definition

Die strategische Unternehmensplanung umfasst den Prozess, im Rahmen einer rationalen Analyse der gegenwärtigen Situation die Absichten, Strategien, Ziele und Maßnahmen für die Zukunft zu formulieren.
Die Inhalte geben an, mit welchen Maßnahmen ein Unternehmen, unter bestmöglicher Ausnutzung der vorhandenen Ressourcen, die durch die Umwelt bedingten Chancen wahrnimmt und die Bedrohungen abwehrt. Dies erstreckt sich nicht nur auf das Unternehmen, sondern auch auf seine Teilbereiche (Geschäftsbereiche, Geschäftsfelder, Kliniken, Abteilungen etc.) und Funktionen. Die strategische Unternehmensplanung ist Aufgabe und Verantwortungsbereich der Unternehmungsleitung.[61]

---

59 vgl. Stahle (1999), S. 612–614
60 vgl. Bea/Haas (2001), S. 13
61 vgl. Kreikebaum (1993), S. 26

Zweck

Der grundsätzliche Zweck besteht global in der Existenzsicherung und -festigung. So soll die strategische Unternehmensplanung die Reaktions- und Antizipationsfähigkeit erhöhen und damit das Risiko langfristig wirksamer Entscheidungen vermindern. Sie unterstützt bei der Integration der vielfältigen internen und externen Einflussfaktoren und reduziert dadurch die Komplexität. Die strategische Planung als ganzheitliches Instrument hilft, potenzielle Synergien einzelner Unternehmensbereiche (Kliniken, Beschaffung, Technik, Marketing, Finanzen, Management etc.) besser zu nutzen.[62]

Im Ergebnis besteht die Aufgabe der strategischen Planung darin, die Risiken von Fehlentscheidungen zu mindern und zukünftige Handlungsspielräume durch Vermeidung von Sach- und Zeitzwängen zu schaffen. Durch die gewonnenen Erkenntnisse im Rahmen der strategischen Planung sollen die Verhaltensweisen und Erwartungen stabilisiert werden. Die strategische Planung soll – unter Berücksichtigung der vorhandenen Handlungsinterdependenzen – die Einzelentscheidungen in den Gesamtplan integrieren.[63] Die strategische Unternehmensplanung folgt grundsätzlich mit ihrer Phaseneinteilung von der Zielformulierung bis zur Strategieimplementierung dem Entscheidungsmodell rationaler Wahl, obwohl in der Realität selten klare Zielsetzungen bestehen und strategische Entscheidungen außerhalb des formalen Planungssystems eher zufällig zustande kommen.

2.1.1.4 Von der strategischen Planung zum strategischen Management

Der zentrale Mangel der strategischen Planung liegt im zeitlichen Auseinanderfallen von Strategien und interner Kompetenz. Daraus kann resultieren, dass die heutigen Stärken die Schwächen von Morgen sein können.[64] Der Begriff des strategischen Managements erweitert den Inhalt der strategischen Unternehmensplanung, im Gegensatz zur reinen deskriptiven Analyse bei der strategischen Planung, um die Entwicklung der internen Kompetenzen zur Bewältigung der zunehmenden Turbulenzen und Diskontinuitäten der Umweltbedingungen.[65]

Die heutige Zeit zeichnet sich im Besonderen durch ihre hohe Veränderungsgeschwindigkeit der Umweltbedingungen mit dem Merkmal schwacher bzw. nicht vorhandener Signale aus. Im Rahmen des strategischen Managements wird vor allem auf diese Entwicklung Bezug genommen. Stand im klassischen Sinne der strategischen Planung die Auffassung, **einer Struktur folgt die Strategie**, wird heute die umgekehrte Auffassung vertreten, **einer Strategie folgt die Struktur**.[66]

---

62 vgl. Meffert (1988), S. 4
63 vgl. Wild (1974), S. 15
64 vgl. Stahle (1999), S. 609–614
65 vgl. Kreikebaum (1997), S. 22–24
66 vgl. Ansoff (1976), S. 129–132

Im Folgenden wird die Verbesserung der Wettbewerbsfähigkeit durch strategische Planung beschrieben. Dazu wird zunächst der Begriff der Wettbewerbsfähigkeit definiert. Im Anschluss werden Ansätze skizziert, deren Aufgabe die Identifikation von strategischen Erfolgsfaktoren ist. Diese Ansätze befassen sich zunächst mit der Frage, wie sich Erfolg erklären lässt, wie demzufolge ein Unternehmen seinen Erfolg im Lichte der Umweltdynamik nachhaltig steigern kann und dadurch die Wettbewerbsfähigkeit erhält und verbessert.

Definition der Wettbewerbsfähigkeit

Die Wettbewerbsfähigkeit zeigt an, in wieweit sich ein Unternehmen in einem Markt im Vergleich zu seinen Wettbewerbern behaupten kann und am möglichen Potenzial beteiligt ist. Die vier nachfolgenden wesentlichen Gruppen von Faktoren bestimmen die aktuelle Wettbewerbsfähigkeit:

1. Marktstellung, wie Image, Qualität, Service, Wartezeiten
2. Konkurrenzstellung gemessen am absoluten oder relativen Marktanteil, dem Distributionsgrad oder dem Stärken-/Schwächen-Profil
3. Interne Stärken, Ausdruck in Kennzahlen, wie Verschuldungsgrad, Working Capital, Rentabilität, ROI etc.
4. Risiko, d. h. der Grad der Etabliertheit im Markt, Kosten- und Preisentwicklung etc.

Die Wettbewerbsfähigkeit findet Ausdruck in der Wettbewerbsstärke eines Unternehmens, die das Konkurrenzverhalten wesentlich beeinflusst. Eine starke Position ist häufig mit einer aktiven und bisweilen kampfbetonten Wettbewerbsstrategie verbunden, wohingegen bei geringer Wettbewerbsstärke Anpassungs- und Anlehnungsstrategien wahrscheinlicher sind.[67]

Die oben genannten Gruppen von Faktoren der Wettbewerbsfähigkeit sind um die Zukunftsfähigkeit zu ergänzen. Hier sind insbesondere folgende Faktoren relevant:

1. Prozesswirtschaftlichkeit: Welche Kostenvorteile besitzt das Unternehmen im Vergleich zu den stärksten Wettbewerbern und wie nachhaltig sind sie in der Zukunft gesichert?
2. Hardware: Ist die Ausstattung des Unternehmens auf die Anforderungen der Marktentwicklung, z. B. Wachstum ausgerichtet, um Marktanteile zu sichern und ausbauen zu können?
3. Produkte/Dienstleistungen: Ist der Zugang zu Produkten/Dienstleistungen, die die Wettbewerbsfähigkeit mitbestimmen, gesichert?
4. Mitarbeiter: Sind die Mitarbeiter im Vergleich zu den Wettbewerbern befähigt, den zukünftigen Anforderungen der Marktveränderung zu begegnen?[68]

---

67 vgl. Meffert (1988), S. 40; Hinterhuber (1996), S. 152
68 vgl. Hinterhuber (1996), S. 152 f.

Der marktorientierte Ansatz (Market-based-View)

Grundlage des marktorientierten Ansatzes ist die Theorie, dass Wettbewerbsvorteile durch die Branchenstruktur und das strategische Verhalten bestimmt werden. Diese Betrachtungsweise ist der Industrieökonomik entlehnt und beschäftigt sich mit den Beziehungen zwischen der Marktstruktur (Anzahl und Größen der anbietenden und nachfragenden Unternehmen, Grad der Produktdifferenzierung) sowie dem Marktverhalten (Preissetzung, Forschung und Entwicklung, Produkt- sowie Dienstleistungsstrategien) und dem Marktergebnis (Profitabilität des Markts). Die Betrachtungsweise erfolgt aus der Perspektive des Absatzmarkts. Die Erfolgsfaktoren werden aus den Anforderungen des Markts bzw. der Umwelt abgeleitet. Durch Produkt/Dienstleistung-Markt-Strategien kann auf die Chancen und Bedrohungen des Markts bzw. der Umwelt adäquat reagiert werden. Damit gilt der Erfolg als planbar.[69]

Porter wandte diesen Ansatz an, um den Wettbewerb in einer Branche zu erklären. Die Branchenattraktivität wird, seiner Ansicht nach, durch die Intensität folgender Wettbewerbskräfte bestimmt:

• Bedrohung durch neue Anbieter
• Verhandlungsstärke der Lieferanten und Abnehmer
• Bedrohung durch Ersatzprodukte und Dienstleistungen
• Intensität der Rivalität der Wettbewerber innerhalb einer Branche.

Demnach ist eine Branche umso attraktiver, je geringer die genannten Wettbewerbskräfte ausgeprägt sind. Daraus entwickelte Porter drei Grundstrategien: Die Kostenführerstrategie (preisgünstigster Wettbewerber), die Differenzierungsstrategie (deutliche Unterscheidung zum Wettbewerb, der höhere Preise erlaubt) sowie die Nischenstrategie, die eine gesamte Branche oder nur ausgewählte Segmente abdecken kann (Konzentration auf Schwerpunkte).[70]

Der ressourcenorientierte Ansatz

Gemäß dem ressourcenorientierten Ansatz wird der dauerhafte Erfolg durch die Qualität der Ressourcen bestimmt. Demnach besteht die Kernaufgabe in der strategischen Unternehmensführung im Aufbau und in der Weiterentwicklung von Ressourcen. Sie stellen Speicher spezifischer Stärken dar, die es ermöglichen, das Unternehmen in einer veränderlichen Umwelt erfolgreich zu positionieren und somit den Erfolg langfristig zu sichern.[71]

Grant klassifiziert die Ressourcen in:

• tangible (greifbare) Ressourcen, die als Aktivposten in der Bilanz erfasst sind.
• intangible (nicht greifbare) Ressourcen, also immaterielle Vermögensgegenstände, wie Image, Unternehmenskultur, Technologie Know-how, die in der Regel nicht bilanziert werden.

---

69 vgl. Minderlein (1993), S. 157–203
70 vgl. Porter (1990), S. 73 ff.
71 vgl. Rasche (1998), S. 149

- Human Resources, also das Humankapital des Unternehmens wie Fertigkeiten, Fähigkeiten, Erfahrungen, Wissen und Motivation der Mitarbeiter.
- organisatorische Fähigkeiten, also die Fähigkeit des richtigen Einsatzes und der Kombination der Ressourcen, die den Erfolg wesentlich beeinflussen (Führungsfähigkeit).[72]

Ein wissensorientierter Ansatz wurde u. a. von Grant entwickelt. Nach ihm ist das Wissen die entscheidende und beständige Quelle für Wettbewerbsvorteile. Wissen ist danach der vierte Produktionsfaktor neben Boden, Arbeit und Kapital, und beeinflusst diese immer mehr. Die heutigen intelligenten Produkte und Dienstleistungen werden im Wesentlichen durch Wissen erzeugt.[73]

Prahalad und Hamel entwickelten das Konzept der Kernkompetenzen, das die Aggregation mehrerer Ressourcen zu spezifischen Fähigkeiten bzw. Kernkompetenzen zusammenfasst. Eine Kernkompetenz ist insbesondere dann gegeben, wenn diese Fähigkeiten in Produkte oder Dienstleistungen umgesetzt werden, die schwierig zu erzeugen sind und demnach nur schwer imitiert sowie substituiert werden können.[74]

Der marktorientierte Ansatz und der ressourcenorientierte Ansatz stellen letztlich keine Gegensätze dar. Die Wettbewerbsfähigkeit in einem Markt wird im Wesentlichen durch die Ressourcen im Unternehmen bestimmt. Mit der Fokussierung auf die Ressourcen findet allerdings letztlich nur eine sachliche und zeitliche Vorverlagerung zum notwendigen Wettbewerbsgedanken statt.

Der evolutionstheoretische Ansatz

Aufgrund der Komplexität und Dynamik der Umweltveränderungen entstand der evolutionstheoretische Ansatz. Dieser geht davon aus, dass eine plandeterminierte Unternehmensführung wenig geeignet ist, den nicht planbaren Umweltveränderungen zu begegnen. Demnach lassen sich Wettbewerbsvorteile eines Unternehmens nicht programmieren. An deren Stelle treten Versuchs-Irrtums-Prozesse, die ihrerseits Lernaktivitäten auslösen. Diese lassen sich natürlich nicht mit Starrheit, sondern nur mit Variation erreichen. Die Voraussetzung ist, Selbstorganisationsprozesse zu schaffen, die damit eine Kanalisation der Organisationsentwicklung in Richtung eines selbst lernenden Unternehmens schaffen. Die Mitarbeiter müssen ihre Fragestellungen hinsichtlich der Bewältigung der Umweltveränderungen selbst lösen. Damit nimmt die Unternehmensführung lediglich eine Katalysator-Funktion ein.

Kirsch hat die Idee einer fortschrittsfähigen Organisation. Darunter wird verstanden, dass durch Lernfähigkeit der Organisation bzw. der Mitarbeiter schnell und flexibel auf die nicht vorhersehbaren Umweltveränderungen adäquat reagiert werden kann und Lösungen entwickelt werden können. Nicht die Kernkompetenzen,

---

72 vgl. Grant (1996), S 158
73 vgl. Grant (1996), S. 109–123
74 vgl. Prahalad/Hamel (1991), S. 61–78

sondern die Metakompetenzen, also diejenigen Fähigkeiten, welche die Reaktion auf neue Anforderungen der veränderten Umweltbedingungen ermöglichen, entscheiden demnach über die Entwicklungsfähigkeit eines Unternehmens. Dieser wiederkehrende Prozess der Reaktion auf veränderte Umweltbedingungen ermöglicht die Höherentwicklung einer Organisation durch den Wandel der Sinnmodelle. Was als Sinn der Unternehmung angesehen wird, findet Ausdruck in den Sinnmodellen. Der Evolutionsprozess spiegelt sich im Übergang von einem Sinnmodell zum nächst höheren Sinnmodell wider. Letztlich beschreibt diese Eigenschaft die Innovationsfähigkeit einer Unternehmung.

Das strategische Management hat nun die Aufgabe, im Rahmen einer evolutionären Führungskonzeption, das Unternehmen in seiner Höherentwicklung voranzutreiben. Das letztendliche Ziel ist die Entwicklung einer *fortschrittsfähigen Organisation*. Diese ist dann erreicht, wenn das höchstmögliche und gegenwärtig vorstellbare Entwicklungsniveau realisiert ist. Kirsch bringt allerdings zum Ausdruck, dass ein derartiger Zustand im dargelegten Sinne in der Realität nicht anzutreffen ist.[75]

Fazit

Die Bewältigung der sich rasant verändernden Umwelt stellt die Strategieforschung vor nahezu unlösbare Schwierigkeiten. Zudem ist die Disziplin der Strategieforschung relativ jung. Demnach ist eine allgemein gültige Theorie zur Strategieentwicklung nicht in Sicht. Es stellt sich sogar die Frage, ob eine strategische Planung bzw. ein strategisches Management in der Praxis überhaupt sinnvoll ist.

Die vorgestellten Theorien zeigen Richtungen auf, mit denen sich Unternehmen beschäftigen und auseinandersetzen müssen. Die beschriebenen Theorien schließen einander nicht aus, sondern ergänzen sich. Zur Bewältigung der heutigen Umweltbedingungen enthält jede Theorie wichtige Aspekte des strategischen Managements. Somit soll im Rahmen des strategischen Managements zunächst allen Beteiligten eine Orientierung und Richtung der Entwicklung eines Unternehmens gegeben werden. Davon unabhängig ist mit hoher Flexibilität und schneller Reaktion auf die nicht vorhersehbaren Umweltveränderungen zu reagieren. Die Kunst liegt in der Abwägung der angemessenen Reaktion auf Umweltveränderungen unter Würdigung der grundsätzlich festgelegten Richtung der Entwicklung, ohne sie als unveränderbare starre Größe zu betrachten.

Diese notwendige Fähigkeit setzt vor allem ein entsprechendes Know-how sowie die Lernfähigkeit der Leitung und der Mitarbeiter voraus. Heute sind besonders die Ressourcen und die Entwicklung der Ressourcen eine wichtige Voraussetzung zur Entwicklung der Wettbewerbsfähigkeit. Sie schaffen die Voraussetzung der permanenten adäquaten Anpassung des strategischen Managements an die Veränderung der Umweltbedingungen gemäß den Vorstellungen des evolutionstheoretischen Ansatzes. Hierbei spielt die Unternehmenskultur eine wesentliche Rolle.[76]

---

75 vgl. Kirsch/Esser/Gabele (1979); Kirsch (1997a); Kirsch (1997b)
76 vgl. Hinterhuber/Friedrich/Ayad/Handlbauer (2000), S. 81–84

Aber auch die Beobachtung der Marktstrukturentwicklung und die Anpassung einer Unternehmung an das Marktverhalten zur Verbesserung des Marktergebnisses, sind eine wichtige zu erfüllende Aufgabe im Rahmen des strategischen Managements. Unter der Voraussetzung der Lernfähigkeit einer Unternehmung ist die Anwendung der marktorientierten Sicht sinnvoll, da sie die Möglichkeit eines konkreteren Umgangs mit den Wettbewerbsbedingungen innerhalb einer Branche im Rahmen des strategischen Managements ermöglicht.

Die erhöhte Veränderungsgeschwindigkeit der Umweltbedingungen und die notwendige Reaktion darauf, schafft auf der einen Seite Chancen der Entwicklungsmöglichkeit, auf der anderen Seite bestehen erhöhte Risiken, falsche Entscheidungen bei der Bewältigung der Veränderung zu treffen. Somit wird zunächst Risikobereitschaft verlangt, die bei gleichzeitiger Anwendung des strategischen Managements reduziert werden kann. Häufig allerdings sind inkrementalistisch[77] geprägte Strategiekulturen zu finden. Das bedeutet, die Bewahrung des Status Quo wird als oberstes Ziel betrachtet und Veränderungen sind eher unerwünscht.

Im Folgenden werden die Inhalte und Methoden des strategischen Managements zur Verbesserung der Wettbewerbsfähigkeit untersucht und entwickelt. Dabei werden im Sinne der in der Literatur definierten Begriffe „strategische Planung" und „strategisches Management", diese synonym verwendet. Es ist darauf zu achten, dass im Rahmen des strategischen Managements Instrumente entwickelt werden, die vor allem die Diskontinuitäten der Umweltbedingungen berücksichtigen und somit Instrumente zur kontinuierlichen Veränderung der Planungen unter Berücksichtigung der Entwicklungsnotwendigkeiten interner Kompetenzen vorsehen.[78]

2.1.1.5 Inhalt des strategischen Managements

Die Entwicklung eines strategischen Plans unterliegt einem dynamischen Prozess, der nicht als eine strikte Abfolge von Phasen sondern als ein sich wiederholender Prozess zu verstehen ist. Im Rahmen des strategischen Managements ist der strategische Unternehmensplan niemals abgeschlossen. Deshalb werden zunächst die Inhalte der strategischen Planung beschrieben und anschließend ihre Methoden. Um den Prozess der strategischen Planung besser zu verstehen, kann dieser im Rahmen einer Phaseneinteilung grundsätzlich in vier Phasen beschrieben werden[79] (vgl. Abbildung 4):

1. Phase der strategischen Analyse (Umwelt- und Unternehmensanalyse)
2. Phase der Zielbildung (Entwicklung der Vision, des Leitbilds, der strategischen Ziele)
3. Phase der Strategieformulierung (Formulierung, Bewertung, Auswahl von Strategien)
4. Phase der Strategieumsetzung (mittel- und kurzfristige Leistungs- und Projektplanung sowie Budgetierung)

---

77 Unter inkrementalistisch wird das Lösen ohne Zielsetzung verstanden.
78 vgl. Kreikebaum (1993), S. 29
79 vgl. Welge/Al Laham (2001), S. 95–97

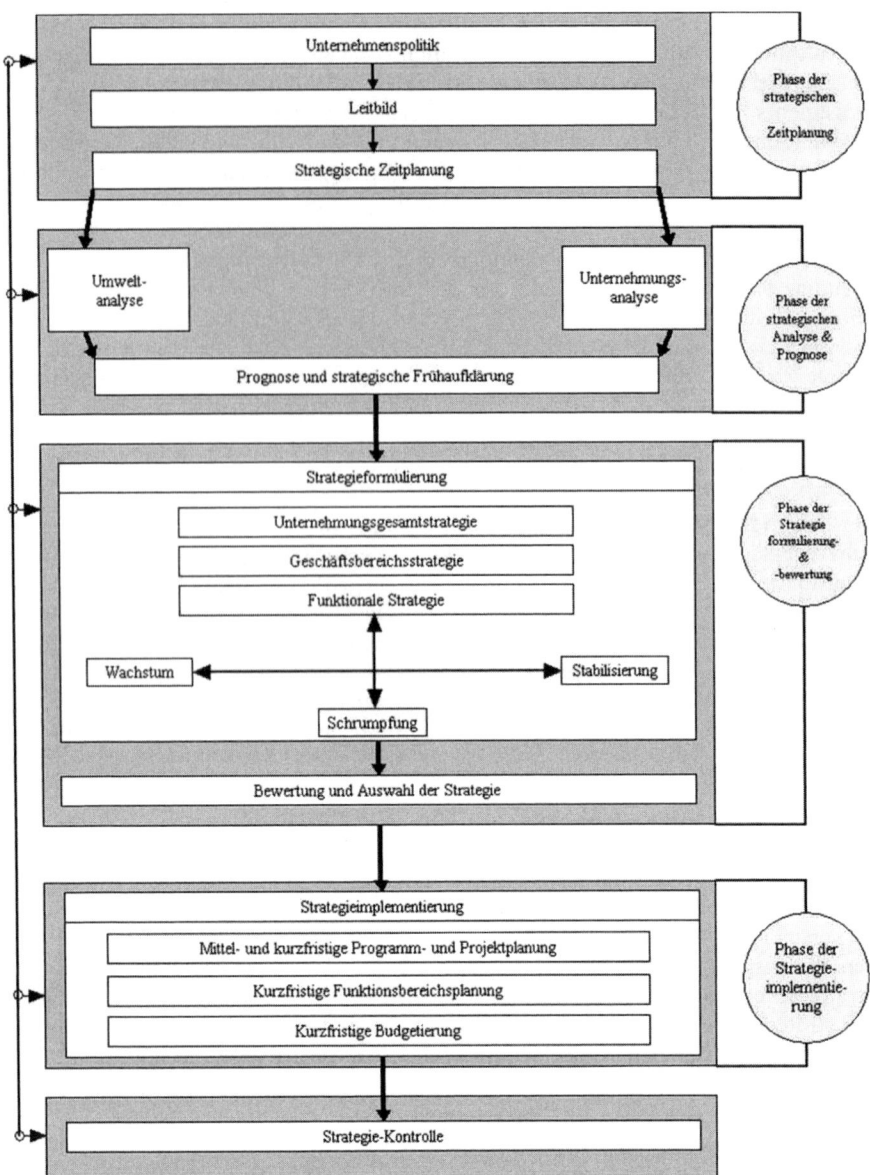

Abb. 4 Phasen der strategischen Planung (Quelle: Welge/Al Laham, 2003, S. 98)

Der wesentliche Inhalt und damit die Aufgabe des strategischen Managements besteht in der Identifikation, der Formulierung, der Umsetzung und anschließenden Überprüfung einer Strategie. Zu Beginn ist die Vorstellung (**Vision**) der künftigen Rolle des Unternehmens zu entwickeln. Diese weit in die Zukunft gerichtete Grundposition markiert den zu erreichenden Zustand und ist somit richtungsweisend. „Was wollen wir erreichen?"

In der zweiten Hierarchiestufe wird das **Unternehmensleitbild** entwickelt, das Mitarbeitern und Management eine Orientierungshilfe für das Verhalten nach innen und außen bietet. Damit liefert das Unternehmensleitbild die Prinzipien zur Verwirklichung der Unternehmensvision.

In der dritten Ebene steht die eigentliche **Strategie,** mit der die Vision erreicht werden soll. Voraussetzung ist die Messbarkeit der Strategie, d. h. eine Operationalisierung muss möglich sein.

Hierzu sind in der vierten Stufe die **Ziele** mit entsprechendem Zielinhalt sowie Zielausmaß klar zu formulieren und zu dokumentieren. Eine wichtige Voraussetzung hierbei ist, dass die Erreichbarkeit der Ziele beeinflussbar ist.

Daraus ergeben sich zuletzt die **Aktionen** und **Maßnahmen** zur Verwirklichung des strategischen Managements, die permanent abzugleichen und den veränderten Umweltbedingungen gegebenenfalls anzupassen sind.[80]

2.1.2 Visionen

Wie bei jeder schöpferischen Tätigkeit sollte am Anfang einer jeden unternehmerischen Tätigkeit das Bild einer wünschenswerten und richtungsweisenden Zukunft vorhanden und formuliert sein. Die Vision eines bekannten Tourismusunternehmens ist z. B., Menschen im Urlaub zu bezaubern, ihre individuellen Wünsche und Träume durch Perfektion und Schnelligkeit zu verwirklichen. Die Vision ist das Bewusstwerden eines Wunschtraumes.[81]

Das Wesen der unternehmerischen Vision liegt mehr in den Richtungen, die sie aufweist, weniger in den Grenzen, die sie setzt, mehr in dem, was durch sie ins Leben gerufen wird und weniger in dem, was sie abschließt, mehr in den Fragen, die sie aufwirft, weniger in den Antworten, die sie für diese findet.[82]

Meyers Lexikon beschreibt die Vision als ein „in jemandes Vorstellung besonders in Bezug auf die Zukunft entworfenes Bild". Ernst Jünger spricht von einem „Bild von hoher Macht und Klarheit". Diese Definitionen sind zwar für Unternehmen in dieser Form nicht verwendbar, dennoch geben sie wertvolle Hinweise auf die grundlegenden Elemente einer Vision:

1. die bildhafte Darstellung
2. der Zukunftsbezug und
3. die Bindung an eine Person.

Diese Punkte spiegeln sich auch in der Definition der Boston Consulting Group wider. Sie definiert die Vision als ein konkretes Zukunftsbild, nahe genug, dass die Realisierbarkeit noch gesehen werden kann, aber schon fern genug, um die Begeisterung der Organisation für eine neue Wirklichkeit zu erwecken.[83]

---

80   vgl. Bea/Haas (1997), S. 64; Olfert (2000), S. 396
81   vgl. Hahn/Taylor (1997), S. 55
82   vgl. Harting (1992), S. 8
83   vgl. Korff/Feldhaus (1999), S. 178

Die oben aufgeführten Definitionen zeigen, dass Visionen antizipatives Denken, Denken über zukünftige Entwicklungen, über Werte, Zustände und Wechselwirkungen, die eventuell weit in der Zukunft liegen, erfordern. Visionen haben auf Unternehmensebene nur dann Bestand und Erfolg, wenn sie folgende Bedingungen erfüllen:

Die Vision muss erreichbar sein, sie darf keine Utopie sein.
Die Visionen von Max Grundig über das „Radio in jedem deutschen Haushalt" und von Henry Ford über „das Auto für jedermann" hatten einen klaren Realitätsbezug. Visionen über z. B. das unfallfreie Auto oder Arzneimittel ohne Nebenwirkungen sind Träume bzw. Utopien und können in überschaubaren Zeiträumen nicht realisiert werden, sie haben keinerlei Realitätsbezug.

Die Vision ist das Spiegelbild der persönlichen Überzeugung eines Unternehmensführers.
Heinz Nixdorf, Gottlieb Daimler oder Thomas J. Watson (IBM) waren Visionäre, die unbeirrt durch „Beweise der Unmöglichkeit" von Zweiflern den Computer am Arbeitsplatz (Nixdorf), die technische Perfektion von Kraftfahrzeugen (Daimler) und die vermietete Hardware (IBM) Wirklichkeit werden ließen.

Die Vision muss einen bisherigen Zustand nachhaltig verändern. Sie ist eine Aussage bzw. eine Philosophie, die zusammenfasst, wohin ein Unternehmen sich entwickeln will.
Bertelsmann entwickelte sich z. B. vom Gesangbuchverleger hin zum Medienunternehmer, Adidas entwickelte sich vom Fußballschuh- zum Sportartikelhersteller.[84]
An die Vision von Heinz Nixdorf, die elektronische Datenverarbeitung „an den Menschen anzupassen, statt den Menschen in das abstrakte System zentraler Rechner zu zwingen" glaubte in der damaligen Zeit kaum jemand. Nixdorf setzte dagegen konsequent auf anwenderorientierte Problemlösungen und technische Ideen, Gespür für lukrative Märkte und die Fähigkeit, beides in zukunftsorientierte Verfahren und Produkte umzusetzen. Aus seinem Labor für Impulstechnik wurde ein Großunternehmen, das 1987 mehr als 5 Mrd. DM Umsatz erzielte.
Dies Beispiel soll zeigen, dass, auch wenn dies bisher keineswegs unwiderlegbar bewiesen ist, Unternehmen mit Visionen erfolgreicher sind. Es gibt noch viele andere Beispiele, die zeigen, dass man erfolgreichen Unternehmen in der Regel Visionen zuordnen kann, während sie bei weniger erfolgreichen Wettbewerbern häufig fehlen. In vielen Spitzenunternehmen, so scheint es, bewirkt die Vision eine Bündelung des Ideenpotenzials und die gezielte Freisetzung von Energien. Ohne Visionen hätten viele heutzutage erfolgreiche Unternehmen die strategischen Herausforderungen durch die sich rasch verändernden Markt- und Wettbewerbsbedingungen kaum bestehen können.[85]

Zusammenfassend gesehen können Visionen Voraussetzungen für wirtschaftliches Handeln, Durchsetzungsinstrumente von Führungsmaximen oder ein konkretes Ergebnis sein. Ihr Verhältnis zum strategischen Management ergibt sich aus folgen-

---

84 vgl. Hahn/Taylor (1997), S. 291
85 Korff/Feldhaus (1999), S. 177 f.

dem Zusammenhang: Das strategische Management legt detailliert fest, auf welchem Weg und mit welchem Ressourceneinsatz ein Wettbewerbsvorteil in einem Markt erreicht werden soll. Die Vision ist diesem Planungsprozess vorgelagert, sie liefert dem strategischen Management z. B. mögliche Planungsgrundsätze.[86]

2.1.3 Leitbild

Unternehmensleitbilder liefern den Handlungsrahmen und die Handlungsperspektive für die Entscheidungen auf allen Führungsebenen. Sie sind die nach innen und außen verbal dargestellten Leitlinien der Unternehmenspolitik und bilden die Grundsätze für die Verwirklichung der Vision. Für die Mitarbeiter stellen sie eine Orientierungshilfe bezüglich ihres Verhaltens gegenüber den Partnern des Unternehmens dar. Daher werden sie auch als Verhaltensrichtlinien bezeichnet.[87]
Aber auch die angestrebten Beziehungen zu den Mitarbeitern, den Patienten und der Umwelt können und sollten in das Leitbild eingebunden werden. Das Unternehmensleitbild sollte nicht nur den gegenwärtigen Zustand der Unternehmung widerspiegeln, sondern auch Anschlussmöglichkeiten für die zukünftige Entwicklung im Sinne der individuell definierten Vision bieten. Somit fördert das Leitbild die Entwicklung einer Unternehmensphilosophie und die Entstehung eines „Wir-Gefühls", das die Aktivitäten auf ein gemeinsames Ziel hin ausrichtet.[88] In Übereinstimmung mit der Vision muss die Unternehmensleitung gemeinsam mit den Führungskräften ein Leitbild erarbeiten.[89]
Im Leitbild wird die Unternehmenskonzeption sichtbar und die vorerst unbefristet gültigen Grundmerkmale des Unternehmens festgelegt, sodass die Summe dieser Merkmale das realistische Idealbild des Unternehmens verkörpert. Diese unternehmenspolitischen Verhaltensvorschriften sollen der Unternehmensplanung Kontinuität und Konsistenz schaffen und damit die innere Verbundenheit von Strategien sicherstellen. Die kritische Prüfung in Beziehung zum Leitbild soll verhindern, dass Chancen unreflektiert nachgegangen wird.[90]
Das Leitbild eines Krankenhauses trifft z. B. Aussagen über den Zweck des Krankenhauses (z. B. Erfüllung des Versorgungsauftrags), über das Leistungsprogramm (z. B. alle chirurgischen Eingriffe) bzw. die Leistungstiefe (z. B. nur stationäre Operationen) und die mittel- bis langfristige Zielsetzung (z. B. regionale Marktführerschaft in der Geburtshilfe).

Das Leitbild sollte folgende Aspekte beinhalten:[91]

1. **Den Zweck des Unternehmens**
   Grund- und Regelversorgung der Bevölkerung mit einer Top-Qualität in einer abgrenzbaren Region mit definiertem Prozessstandard.

---

86 vgl. Hahn/Taylor (1997), S. 292; Hinterhuber (1997), S. 285 f.
87 vgl. Bea/Haas (1997), S. 65; Olfert (2000), S. 194
88 Korff/Feldhaus (1999), S. 187
89 vgl. Hinterhuber (1997), S. 285
90 vgl. Coenenberg/Baum (1990), S. 6
91 vgl. Welge/Al Laham (2001), S. 105

2. **Das Leistungsprogramm bzw. die Leistungstiefe**
   Leistungsspektrum definiert nach bestimmen Disziplinen und/oder Verfahren, Krankheitsbildern etc.
3. **Die mittel- bis langfristige Kernzielsetzung des Unternehmens**
   Marktführer in der Region mit einem definierten Bekanntheitsgrad
4. **Die Verhaltensvorschriften für alle Mitarbeiter bzw. Mindestanforderungen nach innen und außen**
   Dem Kunden/Patienten die besondere Orientierung zur Qualität nahebringen und erlebbar machen.
5. **Die angestrebten Beziehungen zu der Umwelt**
   Die Einbindung der Lieferanten in den Prozess

Ein Leitbild beinhaltet folgende Funktionen:[92]

1. **Steuerung der nachgeordneten Zielsetzungen und Strategien**
   Eine bedeutende Funktion des Leitbilds besteht in seiner Steuerungsfunktion für den Strategieprozess in eine dem Leitbild entsprechende Richtung.
2. **Entscheidungskoordination und Erhöhung der Entscheidungseffizienz**
   Die Ausprägungen des strategischen Managements müssen dem Leitbild entsprechen und schaffen damit eine klare Orientierung und Bewertung der Strategien, die der Entscheidungseffizienz zugute kommen. Eine koordinierende Wirkung ergibt sich durch den Ausgleich unterschiedlicher Interessengruppen im Rahmen des Strategieprozesses aufgrund der durch das Leitbild vorgegebenen Richtungen.
3. **Schaffung einer einheitlichen Grundauffassung**
   Die unternehmerische Grundauffassung lässt sich durch das Leitbild leichter und einheitlicher kommunizieren. Sie legt die Soll-Kultur fest und unterstützt damit die Gestaltung der Unternehmenskultur.
4. **Motivations- und Kommunikationsfunktion**
   Besteht eine Identifikation der Mitarbeiter zum Leitbild, z. B. durch die Mitwirkung bei der Erarbeitung, können daraus zusätzliche Motivationen entstehen, da das Leitbild eine Sicherheit und Orientierung über die Ziele und Grundsätze des Unternehmens hinaus bietet. Dies gilt insbesondere für neue Mitarbeiter.
5. **Externe Funktion**
   Durch die Veröffentlichung von Leitbildern kommuniziert das Unternehmen seine Unternehmensidentität und beeinflusst damit das Image in der Öffentlichkeit.

Im Zuge einer erfolgreichen Umsetzung des Leitbilds müssen die Führungskräfte das entsprechende Verhalten vorleben und sich zu ihm bekennen. Die Außenwirkung wird durch eine Veröffentlichung der Leitsätze und durch die Anwendung einer Corporate Identity verstärkt. Bei den Überlegungen zur Corporate Identity ist allerdings darauf zu achten, dass zwischen Bekenntnissen und Taten eine nicht zu große Lücke entsteht. Das konkrete Verhalten muss der angestrebten Werthaltung und damit dem Leitbild auch entsprechen. Damit wird das Leitbild zum Führungsinstrument.[93]

---

92   vgl. Welge/Al Laham (2001), S. 106
93   Olfert (2000), S. 194

Das Unternehmensleitbild besteht aus einer Summe von einzelnen Leitsätzen, welche implizit Handlungsaufforderungen für jeden einzelnen Mitarbeiter enthalten. Nach Meinung von Gabele/Kretschmer sollten die Leitsätze in zwei Gruppen geteilt werden. Diese können, gezeigt am Beispiel eines öffentlichen Krankenhauses, folgende Ausprägungen haben:
Auf der einen Seite stehen Aussagen zur allgemeinen Krankenhauspolitik wie z. B. die Beschreibung der einzelnen Tätigkeitsbereiche oder Leitsätze zur Fixierung grundlegender Verhaltensweisen. Auf der anderen Seite beziehen sich die Leitsätze auf das Verhältnis des Krankenhauses zu seiner Umwelt. Patienten, Mitarbeiter, die Gesellschaft, Konkurrenten und Lieferanten könnten Inhalt dieser Leitsätze sein.[94]
Ein Beispiel liefert in Abbildung 5 das Leitbild einer Schweizerischen Epilepsie-Klinik.

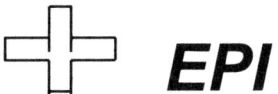 **EPI** **Schweizerische Epilepsie-Klinik**

Leitbild

Wir sind als private, gemeinnützige Einrichtung im Dienste aller Epilepsiekranken tätig. Wir fühlen uns dem Ideal der Gründer, der Anerkennung der Würde jedes Menschen, verbunden.

Wir heilen, betreuen und beraten Anfallskranke. Unsere Patienten erhalten eine komplette und zuvorkommende Betreuung.

Wir bieten unseren Mitarbeiterinnen und Mitarbeitern zeitgemäße Arbeitsbedingungen sowie Bildungsmöglichkeiten. Wir fördern einen verantwortungsvollen, selbständigen Arbeitsstil und eine zielgerichtete Zusammenarbeit.

Wir erforschen als neurologische Spezialklinik und als schweizerisches Epilepsie-Zentrum die Diagnose und Heilungsformen der Epilepsie und fördern das Fachwissen, insbesondere über Kontakte mit Fachkräfte, Zentren und Organisationen des In- und Auslandes.

Wir setzen uns für eine bessere Integration der Epilepsiekranken in der Gesellschaft ein.

Abb. 5 Beispiel für ein Leitbild eines Krankenhauses (Quelle: Pachlako, Chr.: Wie entsteht ein Leitbild? in: Schweizer Spital, 1/90, S. 8)

---

94   vgl. Hauke (1993), S. 15 f.

2.1.4 Unternehmensstrategie

2.1.4.1 Begriff der Unternehmensstrategie

Strategie ist die Kunst und die Wissenschaft, alle Kräfte eines Unternehmens so zu entwickeln und einzusetzen, dass ein möglichst profitables, langfristiges Überleben gesichert wird.[95]

Der Begriff Strategie ist ein komplexer und äußerst vielschichtiger, der in der heutigen Zeit weit über seinen angestammten Bereich hinausgeht. Heute spricht man innerhalb vieler Planungs- und Handlungsgebiete von „Strategien" – von der Finanzstrategie über die Umweltschutzstrategie bis hin zur Abstimmungsstrategie. Dies hat zu einer Begriffsverwirrung geführt, in der der eigentliche Begriff nicht mehr feststeht. Daher gibt es auch keine einwandfreie und exakte Definition der Strategie; Strategie und Aktionspläne greifen vielfach ineinander über und beeinflussen sich gegenseitig. Strategie ist ihrem Wesen nach keine theoretische, sondern eine praktische und vitale Angelegenheit.[96]

Was umfasst jedoch genau der Begriff Strategie? In der heutigen Zeit wird Strategie oft mit den modischen Schlagworten Erfahrungskurve, Portfolio, Wettbewerbspositionierung, Kernkompetenzen, Lean Management oder Reengineering gleichgesetzt. In Wirklichkeit ist es jedoch etwas weitaus Komplexeres und Umfassenderes. Wichtige Elemente einer Strategie sind unter anderem die folgenden sechs Punkte:

1. **Wissen, was ich will**
   Strategien werden in erster Linie vom Wollen eines Einzelnen oder eines Teams und nicht von Analysen vorangetrieben und gelebt. Der Wille versorgt das Unternehmen mit der notwendigen Energie. Reinhold Würth[97] gibt z. B. – bei einem Umsatz von rund 5 Mrd. im Jahr 2000 – für das Jahr 2010 ein Umsatzziel von 14 Milliarden vor. Das Handeln des Unternehmens ist auf dieses langfristige Ziel ausgerichtet und er weiß, dass jeder Mitarbeiter mit seiner ganzen Persönlichkeit und Willenstärke zu diesem Ziel beiträgt.

2. **Wissen, was ich nicht will**
   Nur eine eindeutige Position in dieser Frage vermeidet Ablenkung und ständige Neuorientierung. Bill Gates sagte 1998 in einem Interview: „Wir werden weder den Besitz von Telekom-Netzen noch Telefongesellschaften anstreben. Wir werden nicht in die Systemintegration einsteigen und nicht in die Beratung auf dem Feld Informationssysteme." Nur wer genau weiß was er nicht will, kann sich auf das konzentrieren, was er will. Michael Porter geht hier noch einen Schritt weiter, wenn er sagt: „The essence of strategy is choosing what not to do".

---

95 Simon (2000), S. 9
96 vgl. Hahn/Taylor (1997), S. 63 f.; Hinterhuber (1997), S. 285 f.; Harting (1992), S. 3
97 Der weltweite Handel mit Befestigungs- und Montagematerial ist das Kerngeschäft der Würth-Gruppe. Prof. Dr. h.c. Reinhold Würth führte das Unternehmen innerhalb von vier Jahrzehnten in den Kreis der größten Handelsunternehmen in Deutschland.

3. **Etwas Neues schaffen**
Strategien sollten immer mit Innovationen in Verbindung stehen. Diese können durchaus nach innen gerichtet sein. Das Unternehmen Aldi verkauft z. B. Produkte wie jeder andere Einzelhändler. Seine Innovation, verkürzt dargestellt als selbst definierter Qualitätsstandard der Produkte und kleines Sortiment zu einem konkurrenzlosen Preis, möglich durch höchste Effizienz der Ablauforganisation und höchstem Kostenbewusstsein, ist die Art und Weise, mit der sich Aldi komplett von den anderen Anbieter unterscheidet. Mit Hilfe von Originalität, Kreativität und Querdenken lassen sich überlegene Strategien entwickeln.

4. **Externe Chancen und interne Kompetenzen integrieren**
Eine erfolgreiche Strategie erfordert eine gleichgewichtige Behandlung von internen und externen Chancen. Bietet ein Markt auch exzellente Wachstumschancen, so hat das für ein Unternehmen keinen Vorteil, sofern keine Kernkompetenzen für den Markt vorhanden sind. Umgekehrt gilt natürlich auch, dass die beste Kompetenz in einem Segment scheitert, wenn hierfür kein Markt vorhanden ist.

5. **Durchhalten**
Strategie bedeutet durchhalten, Ausdauer beweisen und nicht aufgeben. Dauerhafte Erfolgspositionen entstehen, trotz der heutzutage scheinbaren Schnelllebigkeit, nicht in kurzer Zeit. Sie erfordern vielmehr Visionen und Aktionen bzw. Maßnahmen, die sich über einen langen Zeitraum hin erstrecken und einem konsequenten Strategiemuster treu bleiben.

6. **Strategie ist allumfassend**
Strategie ist nicht langfristig versus kurzfristig. Strategie ist nicht zentral versus dezentral. Strategie ist nicht übergeordnet versus detailorientiert. Carl von Clausewitz hat diese allumfassende Präsenz von Strategie treffend dargestellt: „Die Strategie muss mit ins Feld ziehen, um das Einzelne an Ort und Stelle anzuordnen und für das Ganze die Modifikationen zu treffen, die unaufhörlich erforderlich werden. Sie kann also ihre Hand in keinem Augenblick vom Werke abziehen."

Die Aufgabe von Führungskräften besteht nun darin, jene Komplexität zu bewältigen, die der Strategie innewohnt. Erforderlich sind Intelligenz und Intuition, Rationalität und Emotionen, Analyse und Wille sowie die Fähigkeit, das Ganze durch Menschen in reales Handeln umzusetzen. Strategie heißt in der Konzeptionsphase Denken und Fühlen. Dem muss als entscheidender Schritt das Tun folgen.

2.1.4.2 Arten von Unternehmensstrategien

Tabelle 3 soll helfen, die Vielfalt von Unternehmensstrategien zu ordnen und einen Überblick über die wesentlichen Strategien geben.

Bei der Betrachtung des organisatorischen Geltungsbereichs sind zunächst die Unternehmensgesamtstrategien zu entwickeln. Hier liegt der Fokus insbesondere in der Aufgabe, wertschaffende Strategien für die Gesamtheit aller unterschiedlichen

Geschäftseinheiten bereitzustellen. Für die einzelnen Geschäfts- und Funktionsbereiche, z. B. einzelne Filialen bzw. Werkstätten sind Strategien zu entwickeln, die den Zielen der Gesamtunternehmung, wie z. B. Erhöhung des Unternehmenswerts entsprechen. Alle Geschäftseinheiten, also das Gesamtunternehmen mit seinen Geschäfts- und Funktionsbereichen, entwickeln Strategien in den Bereichen Beschaffung, Produktion, Absatz sowie Forschung und Entwicklung, Investitionen, Finanzierung und Personal.

Tab. 3 Unternehmensstrategie – Überblick (Quelle: Kreikebaum, 1997, S. 58)

Unterscheidungs-kriterium Gegenstand	Bezeichnung
Organisatorischer Geltungsbereich	– Unternehmensgesamtstrategien (corporate strategies) – Geschäftsbereichsstrategien (business strategies) – Funktionsbereichsstrategien (functional area strategies)
Funktion	– Beschaffungsstrategien – Produktionsstrategien – Absatzstrategien – Forschungs- und Entwicklungsstrategien – Investitionsstrategien – Finanzierungsstrategien – Personalstrategien
Entwicklungsrich-tung/Mitteleinsatz	– Wachstumsstrategien (Investieren) – Stabilisierungsstrategien (Halten) – Schrumpfungsstrategien
Marktverhalten	– Angriffsstrategien – Verteidigungsstrategien
Produkte/Märkte	– Marktdurchdringungsstrategien – Marktentwicklungsstrategien – Produktentwicklungsstrategien – Diversifikationsstrategien
Wettbewerbsvorteil/ Marktabdeckung	– Strategie der Kostenführerschaft – Differenzierungsstrategie – Konzentrationsstrategie (auf Kostenführerschaft oder Produktdifferenzierung

Alle Strategien können grundsätzlich in die drei Entwicklungsrichtungen Wachstum, Stabilisierung und Schrumpfung eingeteilt werden und drücken sich im Marktverhalten durch Angriffs- oder Verteidigungsstrategien aus. Strategien verfolgen letztlich die Positionierung von Produkten und Dienstleistungen in Märkten. Daraus ergeben sich Strategien zur Produkt- und Dienstleistungsentwicklung, die sich in Strategien zur Marktdurchdringung oder Diversifikation ausdrücken. Im Bereich der Produkte und Märkte lassen sich somit Strategien verknüpfen. Die Kombination des Absatzes vorhandener Produkte und Dienstleistungen auf bestehenden Märkten wird als Strategie der Marktdurchdringung (market penetration) bezeichnet. Werden dagegen bereits vorhandene Produkte und Dienstleistungen auf neuen Märkten, z. B. Exportmärkten, abgesetzt, wird von einer Marktentwicklungsstrategie (market development) gesprochen.

Die Erhaltung der Marktpositionen soll durch die Strategien zur Marktabdeckung und Schaffung nachhaltiger Wettbewerbsvorteile erreicht werden. Die zwei Grundtypen der Wettbewerbsvorteile, niedrige Kosten oder Differenzierung, ergeben in der Kombination mit den Betätigungsfeldern der Unternehmung (Gesamtmarkt versus Teilmarkt) drei Typen von Unternehmensstrategien: Kostenführerschaft, Produktdifferenzierung und Konzentration auf Schwerpunkte.[98]

2.1.5   Ziele

2.1.5.1 Begriff des Ziels

Die Formulierung von Visionen, Leitbildern und Strategien erfolgt bewusst abstrakt und vage. Mit Hilfe von klar definierten Zielen erfahren sie eine Präzision. Unternehmensziele sind daher normativ angestrebte und somit gewollte zukünftige Zustände, die eine formulierte Strategie umsetzen und damit den zukünftig gewünschten Zustand des Unternehmens beschreiben.[99] Sie helfen, Aktionismus zu verhindern und sind damit eine Grundfunktion des Managements.

Beispiele für Unternehmensziele, die angestrebte zukünftige Zustände einer Unternehmung beschreiben, können sein:

• Der Marktanteil des Unternehmens soll erhöht werden.
• Die Deckungsbeiträge einzelner Leistungen sollen erhöht werden.
• Die Kostensätze der Prozesse sollen reduziert werden.
• Die Verweildauer der TOP-Leistungen soll reduziert werden.
• Die Patientenzufriedenheit soll erhöht werden.
• Die Mitarbeiterqualifizierung soll erhöht werden.
• Die Marktführerschaft soll gehalten werden.

Unternehmensziele werden von den autorisierten Entscheidungsträgern (z. B. der Unternehmensleitung) aus deren individuellen Zielen sowie der Unternehmensstrategie abgeleitet und für verbindlich erklärt. Sie stehen in spezifischen Beziehungszusammenhängen und müssen nach Inhalt, Ausmaß und zeitlichem Bezug näher charakterisiert werden.

Die von der Unternehmensleitung definierten Ziele sollen alle Beteiligten auffordern, Aktionen und Maßnahmen durchzuführen, um die gewollten Zukunftszustände zu verwirklichen. Hinreichend konkretisierbare Ziele wirken motivierend, sie ziehen Kräfte an und bündeln diese. Unternehmensziele sind somit Richt- und Orientierungsgrößen für das gegenwärtige und zukünftige Handeln jedes einzelnen Mitarbeiters in einer Unternehmung.

---

98   vgl. Porter (1989), S. 31 f.
99   vgl. Bea/Haas, (1997), S. 65; Olfert, (2000), S. 66

In der heutigen betriebswirtschaftlichen Literatur besteht Einigkeit darüber, dass bei Entscheidungsproblemen nicht von einem einzigen, alles dominierenden Unternehmensziel ausgegangen werden kann. Vielmehr ist ein mehrdimensionales Zielsystem mit horizontalen und vertikalen Zielbeziehungen zugrunde zu legen. Die nachhaltige Sicherung der Unternehmensexistenz als langfristiges strategisches Ziel ist sicherlich das oberste Unternehmensziel. Die Unternehmensziele lassen sich in die folgenden drei Kategorien einordnen:[100]

Wertziele definieren das angestrebte zukünftige Ergebnis, die damit verbundenen Ergebniskomponenten sowie die geforderte Liquidität und Liquiditätskomponenten. Die Basis für Wertziele bilden die Sachziele.

Sachziele beschreiben das zukünftige Tätigkeitsfeld einer Unternehmung, d. h. die Produkte und/oder Dienstleistungen, die das Unternehmen in der Zukunft auf bestimmten Märkten zur Erfüllung von Kundenwünschen durch Aktionen und Maßnahmen hervorbringen und anbieten möchte. Wert- und Sachziele sind unter Beachtung der Sozialziele zu formulieren.

Sozialziele legen die vom Unternehmen gegenüber Mitarbeitern, Gesellschaft und Umwelt angestrebten Verhaltensweisen für die Zukunft fest.[101]

Die Bedeutung von Zielen wird aus einer Reihe von Funktionen abgeleitet:

1. **Selektionsfunktion:** Ziele zeigen eine bewusste Auswahlentscheidung zwischen mehreren Handlungsalternativen bzw. Strategien und kennzeichnen damit die Handlungspräferenzen des strategischen Managements.
2. **Orientierungsfunktion:** Die Kennzeichnung der Ausrichtung sämtlicher Aktivitäten auf ein Ziel oder mehrere übergeordnete Ziele ermöglichen die eindeutige Orientierung und dienen als Rahmen für Handlungen und Entscheidungen.
3. **Steuerungsfunktion:** Durch die Vorgabe von Leistungsgrößen (Sollvorgaben) wird eine Lenkung und Steuerung von Verhaltensweisen ermöglicht, ohne die dafür notwendigen Handlungen und Entscheidungen im Einzelnen vorgeben zu müssen.
4. **Koordinationsfunktion:** Die verschiedenen Aktivitäten der Unternehmensmitglieder in z. B. unterschiedlichen Abteilungen werden durch Ziele koordiniert und können dadurch angepasst und aufeinander abgestimmt werden.
5. **Motivations- und Anreizfunktion:** Durch Zielvorgaben können Leistungssteigerungen veranlasst werden und damit u. U. einen Leistungsanreiz auslösen. Sie stellen damit eine wichtige Voraussetzung bei der Strategieumsetzung und Anreizsystemgestaltung dar.
6. **Bewertungsfunktion:** Durch Ziele lassen sich Strategien im Hinblick auf ihren Beitrag zur Zielerreichung bewerten und zeigen damit die unabdingbare Notwendigkeit zur Operationalisierung von Strategien auf.
7. **Kontrollfunktion:** Durch die mögliche Gegenüberstellung von Zielen und im Zeitablauf festzustellenden Resultaten wird eine Kontrollfunktion geschaffen.

---

100 vgl. Gomez/Hahn/Müller-Stewens/Wunderer (1994), S. 55; Hahn/Taylor (1997), S. 303 ff.
101 vgl. Hahn/Taylor (1997), S. 303 ff.; Gomez/Hahn/Müller-Stewens/Wunder (1994), S. 55 f.

Neben der nachhaltigen Sicherung der Unternehmensexistenz als langfristiges Oberziel, sind der Erfolg und die Liquidität eher kurzfristige Oberziele. Aus diesen gleichberechtigt nebeneinander stehenden Oberzielen können wiederum verschiedene Subziele abgeleitet werden.[102]

2.1.5.2 Der Zielbildungsprozess

Der Prozess der Zielbildung wird durch die Suche konsensfähiger Ziele der Unternehmung gekennzeichnet. Der Zielbildungsprozess kann in Anlehnung an Wild durch folgende Phasen näher beschrieben werden:[103]

1. Zielsuche
2. Operationalisierung
3. Zielanalyse und -ordnung
4. Prüfung und Realisierbarkeit
5. Zielentscheidung
6. Durchsetzung der Ziele
7. Zielüberprüfung und -revision

1. Zielsuche

Die Kategorisierung von Zielen hilft dabei, die Zielentwicklung zunächst in quantitative und qualitative Ziele aufzuteilen und sie dadurch zu strukturieren. Die Sachziele bilden die Grundlage des Handelns und sind Voraussetzung zur Formulierung der Wertziele. Die quantitativ eindeutig definierbaren Wertziele geben klare Richtungen und zu erreichende Ergebnisse vor. Die Formulierung von Sozialzielen hilft, die internen Wertvorstellungen, die im Leitbild formuliert sind, umzusetzen. Die Evolution des strategischen Managements hat die Prioritäten der Ziele verändert. Standen früher eher ertragswirtschaftliche Ziele im Vordergrund, sind heute zunehmend strategische Ziele wie Entwicklung der Wettbewerbsfähigkeit und Unternehmenssicherung prioritär.

Katalog möglicher Unternehmensziele:[104]

Sachziele
- Markt- und Prestigeziele:
  Image, Prestige, gesellschaftlicher und politischer Einfluss, Produkte, Unabhängigkeit, Dienstleistungen
- Marktleistungsziele:
  Produktqualität, Produktinnovation, Kundenservice, Sortiment

---

102 vgl. Coenenberg/Baum (1990), S. 6
103 vgl. Wild (1982), S. 36 ff.
104 vgl. Ulrich/Fluri (1992), S. 97; Gomez/Hahn/Müller-Stewens/Wunderer (1994), S. 55
   und Hahn/Taylor (1997), S. 303 ff.

Wertziele
- Marktstellungsziele:
  Umsätze, Marktanteil
- Rentabilitätsziele:
  Gewinn, Umsatzrentabilität, Rentabilität des Eigen- und Gesamtkapitals
- Finanzielle Ziele:
  Kreditwürdigkeit, Liquidität, Selbstfinanzierungsgrad und Kapitalstruktur

Sozialziele
- Soziale Ziele:
  Arbeitszufriedenheit, Einkommen und soziale Sicherheit, soziale Integration und persönliche Entwicklung
- Gesellschaftliche Ziele:
  Umweltschutz, Sponsoring

2. Operationalisierung

Damit Ziele zu Steuerungszwecken verwendet werden können, müssen sie hinreichend präzise formuliert sein. Nach Wild setzt die Operationalisierung die Bestimmung folgender Merkmale voraus:

- Zielinhalt – Was soll erreicht werden? (z. B. Erhöhung des Marktanteils)
- Zielausmaß – Wie viel soll erreicht werden? (z. B. 5 %)
- Zeitlicher Bezug – Wann soll es erreicht werden? (z. B. Ende 2006)
- Personeller Bezug – Wer ist verantwortlich? (z. B. Chefarzt einer Abteilung)[105]

3. Zielanalyse und -ordnung

In der Phase der Zielanalyse und -ordnung werden die Einzelziele aufgrund ihrer Beziehungen zueinander in ein Rangverhältnis gesetzt. Es entsteht ein Ordnungs- oder Zielsystem. Als Ordnungskriterien können Rang, Prioritäten, Zielwirksamkeitsbeziehungen sowie Zuordnungsbereiche und Fristen herangezogen werden.
Die Rangverhältnisse zeigen durch Kausalitäten die Reihenfolge von Zielen. So ist die Produktivität eine Voraussetzung für das ranghöhere Ziel der Kostenwirtschaftlichkeit. Dagegen beschreiben die Prioritäten die Bedeutung eines Ziels zu einem anderen Ziel. So können z. B. Liquiditätsziele eine höhere Priorität als Gewinnziele besitzen.
Die Zielwirksamkeit beschreibt die Kausalität bezüglich der Einflüsse eines Ziels auf ein anderes Ziel. So können Ziele neutral (ohne gegenseitige Beeinflussung) oder komplementär sein (fördert ein verbessertes Niveau einer Zielgröße auch das Niveau einer anderen Zielgröße?) bzw. in Konkurrenz stehen (die Erhöhung eines Zielniveaus bedingt die Senkung eines anderen Zielniveaus).
Der Zuordnungsbereich bezeichnet die Unternehmenseinheit, für die ein Ziel gilt (z. B. für das Gesamtunternehmen, eine bestimmte Abteilung oder einen Stelleninhaber). Die Fristigkeit ordnet das Zielsystem in kurz-, mittel- und langfristigen

---

105 vgl. Wild (1982), S. 36 ff.

Charakter.[106] Durch die Zielanalyse und Ordnung wird die Grundlage der Realisierbarkeit von Zielen festgelegt. Sie schafft Transparenz und zeigt die Interdependenzen von Zielen auf.

4. Prüfung auf Realisierbarkeit

Grundsätzlich besteht die letztlich nur individuell zu lösende Frage darin, ob die entwickelten Ziele realistisch und damit nicht zu niedrig bzw. zu hoch angesetzt wurden. Die nachfolgenden Fragen erleichtern die Einschätzung.[107]

- Sind die zur Verwirklichung der Ziele geplanten Maßnahmen und Strategien im Rahmen der zur Verfügung stehenden Ressourcen zeitgerecht durchführbar?
- Stimmen das Leistungspotenzial und die organisatorischen Kompetenzen mit den Anforderungen überein?
- Bestehen zwischen den einzelnen Zielen Zielkonflikte?

5. Zielentscheidung

Im Gegensatz zum synoptischen Ansatz verläuft die Entscheidungs- und Zielbildung inkremental, das heißt in einem sich stückweise vollziehenden Verhandlungsprozess im Zeitablauf der strategischen Planung.[108] Zunächst ist auf die Auflösung von Zielkonflikten im Rahmen des Zielsystems zu achten. Dabei müssen die zu verfolgenden Kombinationen und Zielalternativen ausgewählt werden. Die Voraussetzung hierfür ist allerdings, dass die zielwirksamen Konsequenzen sowie die notwendigen Maßnahmen und der erforderliche Ressourceneinsatz geklärt worden sind. Da die Zielplanung auf Informationen der nachfolgenden Strategie- und Maßnahmenplanung aufbaut, kann die Zielplanung zunächst nur Ausgangsziele formulieren, die während des Strategieformulierungsprozesses in wechselseitiger Koordination näher bestimmt werden.[109]

6. Durchsetzung der Ziele

Nur unter der Voraussetzung, dass die Ziele den Verantwortlichen kenntlich gemacht werden und bei diesen eine entsprechende Identifikation mit den Zielen erreicht werden kann, sind Ziele tatsächlich durchsetzbar. Grundvoraussetzung ist zudem, dass die Qualifikation des Verantwortlichen und die organisatorische Ausstattung mit Ressourcen und Kompetenzen gewährleistet sind.[110]

7. Zielüberprüfung und -revision

Zunächst wird unter Zielüberprüfung die Ermittlung der Soll-/Ist-Abweichungen verstanden. Allerdings ist die strategische Planung, wie bereits erläutert, im Rah-

---

106 vgl. Adam (1996), S. 107 ff.
107 vgl. Wild (1982), S. 62
108 vgl. Hauschildt (1977), S. 153–160
109 vgl. Kreikebaum (1997), S. 62
110 vgl. Wild (1982), S. 63

men des Managementprozesses der permanenten Umweltveränderungen zu überprüfen und diesen ggf. anzupassen. Die durchzuführenden Abweichungsanalysen
und Überprüfungen schaffen die Notwendigkeit eines Zielcontrollings.[111]

2.1.6 Maßnahmen

Maßnahmen operationalisieren die Strategien und die damit verbundenen Ziele.
Die operativen Einheiten im Unternehmen erhalten die Aufgabe, die entwickelten
Ziele und Strategien umzusetzen. So können z. B. bei einer Strategie der Markterschließung die Maßnahmen (z. B. Änderung der Werbekonzeption) entsprechend
der Marktsegmentierung (verbunden mit Preissenkungen zur Überbrückung der
Markteintrittsbarrieren und der Bereitstellung finanzieller Mittel) getroffen wer-
den.
In der Regel erfolgt die erste Plausibilitätskontrolle von möglichen Maßnahmen
bereits bei der Festlegung von Zielen und Strategien, um die Machbarkeit der
Durchsetzung von vornherein zu berücksichtigen. Sollte beispielsweise kein Budget
für die Markterschließung bereitgestellt werden können, müssten gegebenenfalls
die Strategie und die Ziele modifiziert werden.
Letztlich werden alle Maßnahmen im Rahmen der Budgetierung detailliert nach
Kostenstellen gegliedert. Zudem wird aufgeführt, welche Abteilung welche Mittel
für welche Aktionen einsetzen wird, um bestimmte Ziele zu erreichen.[112] Maßnahmen bilden demnach die Grundlage zur Umsetzung von Unternehmenszielen.
Hierbei wird zwischen direkten und indirekten Maßnahmen unterschieden:

Direkte Maßnahmen zielen auf die sichtbare Oberfläche der Unternehmenskultur
ab. Sie beinhalten die Veränderung von Strukturen und Ablaufprozessen, befassen
sich mit Leitbildern und Führungsgrundsätzen sowie mit der Änderung von Hier-
archie- und Funktionsbezeichnungen. Während mit Hilfe der direkten Maßnahmen die äußere Hülle eines Unternehmens neu gestaltet wird, ist der daraus resultierende Einfluss auf die darunter liegenden handlungsleitenden Weltbilder, Normen
und Werte ungewiss.

Indirekte Maßnahmen zielen auf die Tiefenstrukturen der Organisationskultur ab.
Mit Hilfe von Personalentwicklungsmaßnahmen oder Organisationsentwick-
lungsteams sollen die meist unbewussten Normen und Werte offen gelegt und in
Frage gestellt werden. Damit soll ein partizipativer Prozess ihrer Weiterentwicklung in Gang gesetzt werden. Die Unternehmensleitung und die mittleren Führungskräfte spielen hierbei durch ihre Vorbildfunktion eine wichtige Rolle.

---

111 vgl. Welge (1987), S. 107 ff.
112 vgl. Kreikebaum (1993), S. 58 f.

2.2 Verfahren des strategischen Managements

2.2.1 Umweltanalyse

2.2.1.1 Begriff der Umweltanalyse

Der eigentliche strategische Planungsprozess beginnt mit der Analyse und Prognose der Umweltweltbedingungen und -trends. Die analytische Auseinandersetzung mit den generellen Umweltbedingungen erfolgt in der Umweltanalyse. Zunächst sollten die globalen Bedingungen wie die politische, gesellschaftliche, wirtschaftliche und technische Entwicklung analysiert werden. Neben den makroökonomischen Bedingungen gibt es aufgabenspezifische Bedingungen anhand derer das Unternehmen diejenigen Umweltelemente untersucht, mit denen es zur Erreichung der Sachziele interagieren muss, z. B. Kunden, Lieferanten und Marktelemente (z. B. Konkurrenten – das so genannte Wettbewerbsumfeld).[113]

Durch die folgenden Fragestellungen können die zu durchlaufenden Ebenen der Umweltanalyse beschrieben werden:[114]

1. **Was sind die dominierenden Trends in der globalen Umwelt?**
   Wird der strategische Handlungsspielraum durch die erkennbaren Veränderungen der Makroumwelt verändert?

2. **Welche Wettbewerbsstruktur weist die Branche auf?**
   Wie sind die strukturellen Merkmale in der Branche ausgeprägt, in der die Unternehmung agiert bzw. in die sie eintreten möchte?

3. **Wie ist die Wettbewerbsdynamik innerhalb der Branche ausgeprägt?**
   Welche Chancen und Risiken ergeben sich aus Dynamik des Wettbewerbs in Bezug zu den eigenen Ressourcen?

4. **Welche Positionen nehmen die Wettbewerber innerhalb der Branche ein?**
   Lassen sich Unternehmen in homogene strategische Gruppen einteilen, die mit ähnlichen Strategien im Markt agieren?

5. **Wie sind die Stärken und Schwächen der Hauptkonkurrenten ausgeprägt?**
   Wie können die Hauptwettbewerber analysiert werden?

Im Gegensatz zur Wettbewerbsumwelt kann die globale Umwelt vom Unternehmen faktisch nicht beeinflusst werden. Sie fungiert daher als Datenrahmen, an den sich die Unternehmungen anpassen. Hierbei gilt es zu beachten, dass sich die Analyse nicht auf Aufzählungen von Daten und Informationen beschränkt, sondern vielmehr im Kontext der spezifischen Unternehmensaspekte und Kernkompeten-

---

113 vgl. Kreikebaum (1997), S. 40
114 vgl. Welge/Al Laham (2001), S. 184

zen stehen und betrachtet werden soll. Vor allem ist auf die systematische Erarbeitung zu achten. Je mehr Daten, Phänomene und Beziehungen in ihrer Evolution untersucht werden, desto besser und präziser können Schlussfolgerungen und Urteile gezogen werden. Da die Unternehmen nicht in der Lage sind, alle Aspekte und Szenarien ihrer Umwelt unter Kontrolle zu halten, sind die Analysen vor allem auf die kritischen Aspekte und Szenarien der Umweltdynamik zu beschränken. Somit sind zunächst diese Aspekte und geeignete Indikatoren der Prognosemethoden festzulegen, um sodann in angemessener Periodizität die Prognosen dieser kritischen Aspekte durchzuführen und sie in den Planungsprozess zu integrieren.[115]

Die Umweltanalyse hat die Aufgabe, umweltbedingte Chancen und Risiken rechtzeitig zu identifizieren. Ziel des strategischen Managements ist die möglichst weitreichende Anpassung des Unternehmens an die Umweltbedingungen bzw. die Beeinflussung der relevanten Umweltsegmente im Sinne der unternehmerischen Zielsetzung.[116]

2.2.1.2 Analyse der globalen Umwelt

Die globale Umwelt wird im Wesentlichen durch politisch-rechtliche, ökonomische, soziokulturelle und technologische Umweltfaktoren bestimmt.

Gesetzliche Umweltfaktoren
Dieser Bereich der Umwelt beinhaltet sämtliche Einflussfaktoren von staatlicher Seite und anderer gesetzgebender Körperschaften gegenüber den Unternehmen. Dies sind vor allem gesetzliche Regelungen und Verordnungen, wie z. B. die Verordnungen der IV. Durch Neuheiten können sich deutliche Veränderungen der Rahmenbedingungen für die Unternehmen ergeben. Die Änderungen und die voraussichtlichen Konsequenzen können mitunter die Unternehmen in besonderer Weise beeinflussen und sind daher aufmerksam zu verfolgen sowie in die strategische Planung mit einzubinden.[117]

Ökonomische Umweltfaktoren
Dazu gehören ggf. die internationale Wirtschaftsordnung und nationale Wirtschaftsstrukturen und -politiken unter Berücksichtigung sich abzeichnender wirtschaftlicher Entwicklungen und staatlicher Eingriffe. Darunter fallen u. a. das Bruttoinlandsprodukt (BIP), die verfügbaren Pro-Kopf-Einkommen, die Einkommensverteilung, Inflationstendenzen, Index der Lebenshaltungskosten, Gehaltsdynamik, Wirtschaftszyklen.[118]

Soziokulturelle Umweltfaktoren
Soziokulturelle Umweltfaktoren werden häufig unter dem Stichwort Wertewandel diskutiert. Hierunter sind beispielsweise die veränderten Einstellungen gegenüber der Arbeitsmentalität und Freizeit sowie gegenüber Produkten und Dienstleistun-

---

115 vgl. Hinterhuber (1996), S. 116 f.
116 vgl. Welge/Al Laham (2001), S. 183
117 vgl. Kreikebaum (1997), S. 41 f.
118 vgl. Gälweiler (1986), S. 350 ff.

gen zu verstehen. So werden z. B. heute an Produkte andere Determinanten von Umweltverträglichkeit gestellt als in den ersten Nachkriegsjahren.

Insbesondere interessieren das Verhalten und die Interessen in den Bereichen Ökologie, Gesundheit, Bildung, Forschung, Ethik und Religion, Kunst und Ästhetik, Sport und Unterhaltung sowie grundlegend in Bezug zu Freiheit, Ordnung und Sicherheit.[119]

Technologische Umweltfaktoren
Die technologischen Einflussfaktoren verändern die Umwelt in besonderem Maße in immer schnellerer Folge. Die technologische Beeinflussung muss nicht unbedingt das Unternehmen direkt betreffen, wie z. B. der Ersatz der Schreibmaschine durch Computer, sondern kann auch indirekt durch Veränderung des Wohlstands der Gesellschaft und bestimmter Gesellschaftsgruppen wirken. Auch die Veränderung des Verbraucherverhaltens durch indirekte Substitution, wie z. B. die Ausgaben für Handygebühren, forderten Konsumrückgänge in anderen Bereichen durch eine andere Verteilung des möglichen Konsumentenbudgets.[120]

2.2.1.3 Marktanalyse

Im Rahmen der Marktanalyse werden die Eigenschaften abgrenzender Märkte, Teilmärkte und Marktsegmente untersucht. Damit verbindet die Marktanalyse die Nachfrage mit dem eigenen Leistungsangebot und dem der Konkurrenten. Unter dem Begriff Marktsegment ist eine homogene Gruppe von Kunden bzw. Käufern zu verstehen, die z. B. nach der Höhe des Einkommens, nach Altersgruppen, nach regionalen Gesichtspunkten oder nach unterschiedlichen Absatzkanälen segmentiert wird. Diese Gruppe erwartet primär von einem Produkt die bestmögliche Problemlösung. So kann die Anforderung an eine Transportleistung von A nach B zu gelangen, durch unterschiedliche Mittel gelöst werden.[121]

Zu berücksichtigen sind die dynamischen Veränderungen von Märkten. So haben Märkte die grundsätzliche Tendenz, aufgrund von Kostendegressionseffekten in der Transportleistung und der Kommunikationstechnologie, geografisch größer zu werden. Auch inhaltlich verändern sich die Märkte durch Entwicklung neuer Technologien, wie z. B. den hohen Einsatz von Mikroelektronik im medizinischen Behandlungsprozess. Daraus ist abzuleiten, dass Unternehmen letztlich Märkte schaffen und mit diesem kreativen Vorgang wird die Dynamik der Märkte und damit auch die Verwischung bisheriger Branchengrenzen gefördert.[122]
Die Veränderungen der Strukturen der definierten Teilmärkte bzw. Marktsegmente ist Gegenstand der Untersuchungen. Hier interessieren vor allem das Marktvolumen (Marktpotenzial), das Marktwachstum und der eigene Marktanteil (durchschnittliche Entwicklung während der vergangenen drei oder fünf Jahre und er-

---

119 vgl. Kreikebaum (1997), S. 45 f.
120 vgl. Welge/Al Laham (2001), S. 189
121 vgl. Nieschlag/Dichtl/Hörschgen (1991), S. 835 ff.
122 vgl. Bea/Haas (2001), S. 90 f.

wartete Entwicklung im Planungszeitraum), die Marktanteile der wichtigsten Anbieter und die bisherige Preisentwicklung sowie die Ausgestaltung der Marketinginstrumente.[123]

Der allgemeine Zusammenhang zwischen Marktvolumen, Marktwachstum und Marktanteil steht im Vordergrund der Betrachtung. Die tatsächlich realisierte gesamte Absatzmenge auf einem bestimmten Markt definiert das Marktvolumen, während der Marktanteil den prozentualen Anteil des Unternehmens am Gesamtmarkt beschreibt. Die Größen werden in Mengen- und Wertgrößen in einer Periode ausgedrückt. Neben den absoluten Marktanteilen können auch die relativen Marktanteile untersucht werden. Sie beziehen sich auf den Marktanteil im Vergleich zu den größten Konkurrenten bzw. die Summe der drei größten Konkurrenten.[124]

Die Abgrenzung des Markts aus der Sicht eines bestimmten unternehmensrelevanten Markts ist in vielen Fällen schwierig. Zur Bestimmung des relevanten Markts eines individuellen Unternehmens bietet das dreidimensionale Beschreibungsschema eine Hilfestellung. Hier wird zunächst kundenorientiert die Befriedigung bestimmter Bedürfnisse untersucht. Somit werden die Produktfunktionen/Eigenschaften aus Sicht der Anwender bzw. Kunden beschrieben. Im Anschluss werden die möglichen unterschiedlichen Technologien zur Befriedigung der Bedürfnisse analysiert (z. B. öffentlicher Nahverkehr durch Bus oder U-Bahn). Die dreidimensionale Betrachtungsweise wird durch die Beschreibung der Kundengruppe abgeschlossen.[125]

Die Marktanalyse ist die Voraussetzung, um Strategien im Absatzbereich entwickeln zu können. Die Marktsegmentierung wiederum ist die Bedingung zur Entwicklung von Strategien zum gezielten Eingehen auf die Wünsche bestimmter Kundengruppen.

2.2.1.4 Analyse der Branchenstruktur

Nach Porter beeinflussen die Strukturmerkmale einer Branche die Intensität und die Dynamik des Wettbewerbs, der letztlich die Rentabilität einer Branche bestimmt. Porter unterscheidet fünf Wettbewerbskräfte, die Einfluss auf die Marktattraktivität nehmen.[126]

1. **Verhandlungsstärke der Lieferanten**
   Grundsätzlich gilt, je intensiver die Verhandlungsstärke der Lieferanten ausgeprägt ist, desto geringer ist der Gewinnspielraum des Abnehmers auf der Einkaufsseite. Die Verhandlungsstärke wird durch die Konzentration des Beschaffungsmarkts und den Grad der Substitutionsmöglichkeiten bestimmt.

---

123 vgl. Gälweiler (1986), S. 375
124 vgl. Gälweiler (1986), S. 207
125 vgl. Kremer (1986), S. 43–53
126 vgl. Porter (1992), S. 26–56

2. Bedrohung durch neue Anbieter

Durch den Grad der Markteintrittsbarrieren wird die Bedrohung durch neue Anbieter bestimmt. Von Bedeutung sind folgende Faktoren:

- Economy of scale: Der Fixkostendegressionseffekt kann von Neuanbietern zunächst aufgrund von geringeren Stückzahlen beim Markteintritt nicht genutzt werden.
- Unternehmenseigene Produktunterschiede (Produktdifferenzierung): Die Produkte der etablierten Unternehmen sind am Markt bereits eingeführt.
- Markenidentität und Käuferloyalität: Die Präferenz für eine etablierte Marke lässt sich häufig nur schwer korrigieren, wie z. B. bei den Auto-Marken.
- Kapitalbedarf: Ein hoher Kapitalbedarf erhöht die Risiken von Fehlinvestitionen.
- Umstellungskosten: Folgekosten durch einen Produktwechsel, wie z. B. ein neues EDV-Betriebssystem, das neue Anwendersoftware verlangt.
- Distributionszugänge: Um einen Marktzugang zu erlangen müssen eigene Vertriebssysteme aufgebaut werden.
- Absolute Kostenvorteile: Bisherige Marktteilnehmer besitzen Kostenvorteile durch Know-how, Technologie oder Synergie-Vorsprünge.
- Vertragliche Bindungen der Abnehmer: Durch längerfristige Verträge, wie z. B. im Mobilfunkbereich, werden die Abnehmer gebunden, verzögern damit den Markteintritt und erhöhen somit die Anlaufkosten.
- Staatliche Regulierung: z. B. durch Förderung von Existenzgründungen oder Hemmungen durch Niederlassungsrechte (z. B. Handwerksordnung).

3. Verhandlungsstärke der Abnehmer

Steht eine große Anzahl von Anbietern einer geringen Anzahl von Abnehmern gegenüber, wird die Attraktivität des Markts reduziert.

4. Bedrohung durch Ersatzprodukte

Je schneller Produkte sich durch andere substituieren lassen, desto größer ist die Bedrohung. Die Kombination aus Produktnutzen und Preis im Verhältnis zum Substitut bestimmt den Grad der Gefährdung.

5. Rivalität der Wettbewerber einer Branche

Die Intensität der etablierten Unternehmen ist im Wesentlichen durch die folgenden Determinanten bestimmt:

- Kapazitätsauslastung: Je geringer die Auslastung, desto höher die Wettbewerbsintensität.
- Differenzierungsgrad der Produkte: Je heterogener die Produkte der einzelnen Anbieter, umso geringer sind der Grad der Interdependenz im Einsatz der absatzpolitischen Instrumente und damit der Grad der Wettbewerbsintensität.
- Umstellungskosten: Je geringer die Umstellungskosten, desto höher die Wettbewerbsintensität.
- Marktaustrittsbarrieren: Je höher die Marktaustrittsbarrieren, wie z. B. Abfindungen für Mitarbeiter, hohe spezialisierte Aktiva-Kosten oder emotionale Bindungen (Familienunternehmen mit hoher Tradition), desto höher die Wettbewerbsintensität.

- Branchenkultur: Das Wettbewerbsdenken bestimmt die Wettbewerbsintensität. Sie ist z. B. bei Steuerberatern erheblich geringer als im Lebensmittelhandel.

2.2.1.5 Analyse der brancheninternen Struktur

Neben der Betrachtung der Branche vermittelt die Analyse der brancheninternen Struktur Begründungen überdurchschnittlicher Rentabilität innerhalb strategischer Gruppen. Mehrere Unternehmen, die ein homogenes strategisches Verhalten aufweisen, werden demnach in so genannten strategischen Gruppen zusammengefasst. Branchenstudien konnten nachweisen, dass bestimmte strategische Gruppen innerhalb einer Branche erfolgreicher waren als andere. Der generelle Grund für den höheren Erfolg ist der ungleichmäßige Einfluss der Wettbewerbskräfte auf die strategischen Gruppen. Die Hauptursache liegt in den unterschiedlichen Eintrittsbarrieren strategischer Gruppen innerhalb einer Branche. Diese schützen die Mitglieder der Gruppe nicht nur vor branchenfremden Unternehmen, sondern sie erschweren auch den Wechsel von einer Gruppe zur einer anderen Gruppe. Gruppenspezifische Eintrittsbarrieren werden deshalb auch als Mobilitätsbarrieren bezeichnet. Die strategische Analyse ist deshalb gruppenspezifisch auszurichten.

Durch die Analyse der brancheninternen Struktur und die Aufteilung in strategische Gruppen können differenzierte Einschätzungen der Wettbewerbsintensität und damit des Gewinnpotenzials vorgenommen werden. Sie erklären die Gründe für dauerhaft höhere Renditen einzelner Unternehmen gegenüber vermeintlich gleichen Unternehmen. Der Grad der Rivalität bestimmt erheblich das Rentabilitätspotenzial. Generell ist der Wettbewerb innerhalb einer Gruppe stärker als zwischen verschiedenen Gruppen. Je umfangreicher die Anzahl der Gruppen innerhalb einer Branche ist, desto höher wird die Wettbewerbsintensität zwischen den Gruppen sein. Ebenso bestimmen die Überschneidungen der Kundenzielgruppen die Höhe der Wettbewerbsintensität. Somit wird ein Unternehmen am rentabelsten sein, wenn es sich in einer günstigen, durch Mobilitätsbarrieren geschützten, Gruppe positionieren und in dieser eine starke Position einnehmen kann.[127]

2.2.1.6 Analyse der Branchendynamik

Durch die Verkürzung der Produktlebenszyklen und Verringerung der Eintrittsbarrieren, verbunden mit einem Wettbewerb, der branchenübergreifend stattfindet sowie strategischen Allianzen von Lieferanten oder gar Abnehmern, sind die Annahmen Porters im Rahmen der Branchenstrukturanalyse zu statisch. Die Einstellung auf die wettbewerbsbestimmenden Faktoren im Rahmen der fünf Einflussgrößen des Wettbewerbs funktioniert nach D'Aveni nur unter stabilen Bedingungen bzw. abschätzbaren Veränderungen. Diese Veränderungen benennt D'Aveni als Hypercompetition und entwickelte daraufhin anhand von Fallstudien ein dynamisches Wettbewerbskonzept, das auf die diskontinuierlichen Wettbewerbsbedingun-

---

127 vgl. Porter (1992), S. 173 ff.

gen eingeht. Demnach können Wettbewerbsvorteile nicht nachhaltig, sondern nur temporär entwickelt und genutzt werden. Der Wettbewerb ist deutlich bemüht, die Wettbewerbsvorteile seiner Mitwettbewerber aufzubrechen.

Zunächst konkurrieren die Wettbewerber um Preis und Qualität, was zu einer Fülle von hochwertigen Produkten und Dienstleistungen zu immer niedrigeren Preisen führt. Durch Produktinnovation und Ausweitung auf andere Märkte schaffen Wettbewerber zunächst weitere Wettbewerbsvorteile, die durch Nachahmung erneut zerstört und damit weitere Innovationen unter Umständen zu riskant und teuer werden. Die Markteintrittsbarrieren werden durchbrochen, indem heute durch verbesserte Kommunikationswege leichter strategische Allianzen gebildet und damit Fixkosten umgangen werden können. Produktdifferenzierungen können imitiert und sogar durch Design und Markenaufbau verbessert werden. Durch Internet, Versandhandel oder strategische Allianzen lassen sich Vertriebskanäle erheblich leichter erschließen. Damit entwickeln sich Märkte in Richtung einer vollkommenen Konkurrenz, in der allmählich alle Produkte zu gleichem Preis und gleicher Qualität angeboten werden. Dieses Wertoptimum führt zu einer Rendite, die letztlich dem Kapitalmarkt entspricht.[128]

Das beschriebene Modell des „hyperaktiven Wettbewerbs" ist zunächst ein auf grundsätzlichen Marktbeobachtungen basierendes Modell. Die Reaktionsmuster der Märkte sind komplexer und unterschiedlicher, als es ein Modell abzubilden vermag, die Marktenwicklung ist demnach differenzierter und komplizierter. Allerdings zeigt dieses Modell die eingetretenen Verschärfungen der Wettbewerbsbedingungen auf und sensibilisiert dahingehend, dass durch Strategien diesen Entwicklungen besser begegnet werden kann. Die permanenten Marktveränderungen bedingen die stetige Entwicklung der eigenen Fähigkeiten, um aus Know-how-Vorsprung kontinuierlich neue Wettbewerbsvorteile zu generieren. Im Rahmen des strategischen Managements hilft das Bewusstsein über die mögliche Ausprägung eines hyperaktiven Wettbewerbs.

2.2.1.7 Konkurrentenanalyse

Im Rahmen der Konkurrentenanalyse ist von allen relevanten Wettbewerbern eine Bestandsaufnahme aller notwendigen Informationen des aktuellen Zustands zu ermitteln. Darüber hinaus sollten alle voraussichtlichen strategischen Schritte prognostiziert werden. Bei der Analyse der relevanten Wettbewerber ist auch auf kleine Unternehmen, also potenzielle Wettbewerber zu achten.[129] Durch Nischenstrategien entwickeln sich solche nicht selten zu größeren Wettbewerbern. Nach Porter besteht eine Wettbewerbsanalyse aus vier Schritten:[130]

---

128 vgl. D'Aveni (1995), S. 17 ff.
129 vgl. Kreikebaum (1997), S. 121 f.
130 vgl. Porter (1997), S. 78 ff.

1. Gegenwärtige Strategie des Konkurrenten
Mit welchen Produkt-Markt-Aktionsparametern tritt der Wettbewerber auf und beeinflusst damit die Regeln des gegenwärtigen Wettbewerbs?

2. Zukünftige Ziele des Konkurrenten
Sofern die Informationen beschafft werden können, ermöglichen sie es, die gegenwärtige Position mit den Zielsetzungen zu vergleichen und damit den Grad der Zufriedenheit des Wettbewerbers zu ermitteln. Daraus lässt sich u. U. ableiten, wie wahrscheinlich ein Strategiewechsel ist und mit welcher Intensität der Wettbewerber auf äußere Ereignisse oder Maßnahmen des eigenen Unternehmens reagieren wird. Dazu zählen quantitative Ziele (Finanzziele, Marktanteilsziele, Marktwachstumsziele etc.) und qualitative Ziele (vor allem Werte und Überzeugungen, die das Marktverhalten bestimmen).

3. Annahmen des Konkurrenten
Wie schätzt der Wettbewerber seine eigene Situation bezüglich des Wettbewerbs ein und welche Annahmen trifft er über die Branche? Diese Einschätzungen lenken sein Verhalten und zeigen die möglichen Reaktionsmuster bei Umweltveränderungen. Durch tradierte Wertvorstellungen können z. B. deutliche Chancen für das eigene Unternehmen entstehen.

4. Fähigkeiten des Konkurrenten
Zeigten die ersten drei Elemente die Wahrscheinlichkeit und den Zeitpunkt sowie die Art und Intensität der Reaktion von Wettbewerbern, so können über die Stärken und Schwächen, die Fähigkeiten der Konkurrenten bestimmt werden (siehe Analyse des Stärken- und Schwächenprofils).

2.2.2 Unternehmensanalyse

2.2.2.1 Begriff der Unternehmensanalyse

Im Rahmen der Unternehmensanalyse soll ein möglichst objektives Bild der gegenwärtigen und zukünftigen Lage des Unternehmens entwickelt werden. Gegenstand der Unternehmensanalyse sind demnach die Kompetenzen des Unternehmens. Sie finden Ausdruck in den Zielen sowie den Maßnahmen und Ressourcen und werden nach Art, Menge, Zeit, Wert und ihren Beziehungszusammenhängen zum Unternehmen analysiert. Ziel der Unternehmensanalyse ist es, Aussagen über die Wert- und Grundeinstellungen der Führungskräfte des Unternehmens, über die vorhandenen bzw. zukünftigen Unternehmenspotenziale sowie über die Stärken und Schwächen des Unternehmens zu gewinnen. Damit besteht die Möglichkeit, Leistungsdifferenzen und Wettbewerbsvorteile gegenüber den Wettbewerbern zu identifizieren.[131]

---

131 vgl. Kreikebaum (1997), S. 46 f.

Wird zwischen **quantitativen** und **qualitativen Daten** der Unternehmensanalyse unterschieden, so kann im Bereich der quantitativen Daten auf das betriebliche Rechnungswesen zurückgegriffen werden. Die zu ermittelnden Kennzahlen bieten Informationen über die Kosten- und Erlössituation und stellen somit das Basisgerüst der Unternehmensanalyse dar. Aufgrund ihrer reinen Vergangenheitsorientierung und ihrer ausschließlich internen Betrachtungsweise sind diese Daten für das strategische Management nur beschränkt aussagekräftig. In der Unternehmensanalyse werden daher zusätzlich qualitative Daten, wie z. B. die Qualität der Marktleistungen oder das Leistungspotenzial, in den Vordergrund gestellt und in Bezug auf die Markt- und Wettbewerbsbedingungen des Umfelds relativiert. Somit legt die strategische Unternehmensanalyse sowohl interne als auch externe Betrachtungsperspektiven zugrunde.[132]

Durch die Fülle an Einzelinformationen besteht die primäre Aufgabe zunächst darin, die relevanten vorhandenen Informationen zu ermitteln, sie zu ordnen und zu verdichten. Somit ist die strategische Unternehmensanalyse ein Subprozess des strategischen Managements.[133]

2.2.2.2 Potenzialanalyse

Die Aufgabe der Potenzialanalyse besteht in der Ermittlung und Bewertung strategischer Potenziale im Unternehmen. Diese können funktionsbereichs-, wertschöpfungsbezogen oder ressourcenorientiert identifiziert werden.

Funktionsanalyse

Im Rahmen der Analyse der Funktionsbereiche werden die Stärken und Schwächen, z. B. in den Bereichen Beschaffung und Marketing, erfasst und bewertet. Zur Ermittlung von Potenzialen in den Funktionsbereichen findet sich eine Reihe von Kriterienkatalogen, die sich im Wesentlichen am grundlegenden klassischen Ansatz von Hofer/Schendel orientieren. Anhand der zur Verfügung stehenden Ressourcen wird die Befähigung (Stärken und Schwächen) in den entsprechenden Bereichen bewertet. Insbesondere der Analyse des Produktprogramms kommt eine besondere Bedeutung zu. Die Grundlagen für den Erfolg und damit auch die Anforderungen an die betrieblichen Potenziale verändern sich im Zeitverlauf der Marktentwicklung und können im Rahmen des Produkt- und Dienstleistungslebenszykluskonzepts[134] identifiziert werden. Das Konzept liefert Hilfestellungen für die Analyse der Sortiments- und Leistungszusammensetzung, der optimalen Struktur und die Ableitung phasenspezifischer Marketingstrategien. Um die Existenz des Unternehmens zu sichern, ist insbesondere auf eine optimale Struktur von Produkten und Dienstleistungen in den unterschiedlichen Lebenszyklusphasen zu achten. (Mindestens 40 %–50 % in der Reifephase, 20 %–25 % in der Reife- sowie Sättigungsphase und 10 %–15 % in der Einführungs- sowie Degenerationsphase).[135]

---

132 vgl. Welge/Al Laham (2001), S. 233
133 vgl. Kreikebaum (1997), S. 47
134 Welge (1987) S. 233
135 vgl. Aurich/Schröder (1977), S. 130

63

Da sich die Ermittlung und Bewertung strategischer Faktoren funktionsübergreifend ausbildet, kann die funktionsorientierte Unternehmensanalyse in der Regel keine ausschließlich zu nutzende Methode sein.

Wertanalyse

Jedes Unternehmen besitzt nach Porter eine individuelle Wertkette, die in ein System vor- und nachgelagerter Wertketten von Lieferanten und Abnehmern (Kunden) eingebettet ist. Eine Wertkette beschreibt alle physisch und technologisch unterscheidbaren, von einem Unternehmen für seine Abnehmer ausgeführten Aktivitäten, aus denen ein „wertvolles" Produkt oder eine Dienstleistung geschaffen wird. Die Erwirtschaftung von Gewinnen in Unternehmen ist davon abhängig, ob der hervorgebrachte Nutzen eines Produkts oder einer Dienstleistung für die Kunden größer ist, als die Kosten für die Erzeugung.

Die Aufstellung der Wertkette orientiert sich nicht an den Funktionen oder Kostenarten eines Unternehmens, sondern ausschließlich an dem Kundennutzen. Porter unterscheidet zwischen primären und unterstützenden Aktivitäten. In jeder der neun Kategorien fallen wiederum unterschiedliche Aktivitäten an, die stark von den einzelfallspezifischen Gegebenheiten abhängen. So gehören zur Kategorie Marketing z. B. Public Relations, Verkaufsförderung etc. Somit wird der Leistungsprozess (Aktivitäten) zum Gegenstand strategischer Überlegungen und die Prozesse der Wertkette zu Quellen für Kosten- oder Differenzierungsvorteile gegenüber Wettbewerbern.[136]

Die Anwendung in der Praxis ist allerdings aufgrund der schweren Bestimmung der Kosten- bzw. Differenzierungsvorteile einer Wertkette sehr komplex und schwierig. Unabhängig von einer Umsetzung hilft jedoch das Verständnis der Zusammenhänge zwischen dem Kundennutzen und einer Wertkette bei der Unternehmensanalyse.

Ressourcenanalyse

Gemäß den Beschreibungen des „Resource-based-View" werden im Rahmen des ressourcenorientierten Ansatzes alle Fähigkeiten und Kompetenzen eines Unternehmens untersucht. Insbesondere die Kombination materieller Ressourcen mit den Fähigkeiten und Routinen begründet die Kernkompetenzen eines Unternehmens. Nachfolgend werden die Merkmale beschrieben die Ressourcen aufweisen müssen, damit sie die Basis strategischer Wettbewerbsvorteile bilden können. Im Rahmen der Unternehmensanalyse gilt es zu prüfen, inwieweit solche Ressourcen im Unternehmen vorhanden und ausgebildet sind.[137]

1. Grad der Nicht-Imitierbarkeit
- Unternehmensindividuelle Vergangenheitsentwicklung: Aufbau der Unternehmenskultur, ggf. über Jahrzehnte, ist einzigartig.
- Interdependenz der Ressourcen und Unklarheit über Kausalzusammenhänge: Das Zusammenwirken von Ressourcen, z. B. materielle mit immateriellen Ressourcen, kann vom Wettbewerb schwer analysiert werden.
- Zeitbasierte Kriterien durch Erfahrungsdefizite der Wettbewerber.

---

136 vgl. Porter (1999), S. 64 ff.
137 vgl. Rasche (1996), S. 55 ff.

2. Grad der Unternehmensspezifität

Die unterschiedlichen Ausstattungen mit Ressourcen und der Grad der organisatorischen Einbindung dieser Ressourcen bestimmt die Spezifität eines Unternehmens. Insbesondere intangible Ressourcen, die auf subtilen Verhaltensschemata und verfestigten Routinen beruhen, erweisen sich in der Regel als hochgradig unternehmensspezifisch. Je spezifischer eine Ressource ist, desto höher sind die mit ihrer Transferierung verbundenen Transaktionskosten, da die Ressource außerhalb ihres angestammten Kontextes an Wert verliert.

3. Grad der Nicht-Substituierbarkeit

Die eigenen Ressourcen sind auf ihren Grad der Substituierbarkeit zu prüfen und bestimmen damit das strategische Potenzial von Ressourcen. Substitution ist durch Alternativlösungen, also eine andere Kombination von Ressourcen, möglich. Bei technologiebasierten Ressourcen besteht im Zeitablauf eine Erosionsgefahr durch technologischen Wandel.

4. Fähigkeit zur Generierung eines Kundennutzens

Jede Ressource bzw. die Kombination von Ressourcen sollte einen für den Kunden erkennbaren einzigartigen Zusatznutzen bieten, um im Unternehmen keine Ressourcen auszubilden, die zwar einzigartig, nicht imitierbar und nicht substituierbar sind, aber trotzdem keinen Beitrag zur Verbesserung der Marktposition liefern.

Sind im Rahmen der Unternehmensanalyse die Ressourcen hinsichtlich der oben genannten Kriterien analysiert, dann sind im Anschluss daran die Kernkompetenzen zu ermitteln. Da Ressourcen als solche selten produktiv sind, führt erst die Kombination oder Bündelung aus materiellen Aktiva, personbezogenen Fähigkeiten und organisatorischen Routinen zu unternehmensspezifischen Kernkompetenzen. Nach Rasche sind demnach Kernkompetenzen zu definieren als komplexe und dynamische Interaktionsmuster (Kombinationen) aus Fähigkeiten, Routinen und materiellen Aktiva.[138] Fähigkeiten definieren sich als personenabhängige, immaterielle Ressourcen, die in einem Unternehmen als personengebundene Wissensbasis verstanden wird. Dagegen stellen Routinen personenunabhängige, immaterielle Ressourcen dar. Ähnlich einem „organisatorischen Wissensspeicher" werden die im Zeitablauf akkumulierten Erfahrungen der Organisationsmitglieder in Routinen verankert.[139]

Bei der Identifikation von Kernkompetenzen besteht die Gefahr, dass eine Abgrenzung aller denkbaren Fähigkeiten und Ressourcen zu Kernkompetenzen nicht gelingt. Bei Hamel und Prahalad und in Ergänzung dazu bei Barney ist eine Fähigkeit eine Kernkompetenz, wenn die folgenden Voraussetzungen erfüllt sind:[140]

- Signifikanter Beitrag zum Kundennutzen als Voraussetzung zur Bildung eines strategischen Werts, der die Effizienz eines Unternehmens signifikant und nachhaltig verbessert.

---

138 vgl. Rasche (1996), S. 143, 149
139 vgl. Knaese (1996), S. 17
140 vgl. Prahalad/Hamel (1991), S. 309 und Barney (1997), S. 149 ff.

- Abhebung von den Wettbewerbern (Einzigartigkeit), d. h. nur einzigartige Kernkompetenzen schaffen Differenzierungsvorteile und nicht nur Wettbewerbsgleichheit.
- Imitationsresistenz, d. h. Kernkompetenzen können nicht oder nur unter hohen Kosten kopiert werden.
- Ausbaufähigkeit, d. h. Transferierbarkeit auf neue Produkte, Dienstleistungen und Problemlösungen.
- Organisationsfähigkeit, d. h. die Organisationsstrukturen sind in der Lage, die Potenziale der Kernkompetenzen auszuschöpfen und damit in einem Markt durchzusetzen.

Im Rahmen der Unternehmensanalyse ist die Untersuchung der vorhandenen materiellen und immateriellen Ressourcen Voraussetzung, um Kernkompetenzen überhaupt identifizieren zu können. Die Kernkompetenzen zeigen den Grad der Fähigkeit an, Wettbewerbsvorteile zu generieren. Diese sind Voraussetzung zur Erwirtschaftung überdurchschnittlicher so genannter supranormaler Renditen.

Nach der Darstellung der Kriterien zur Identifizierung von Kernkompetenzen und der Einschätzung ihres Wettbewerbpotenzials ist aufzuzeigen, an welcher Stelle die Analyse vorzunehmen ist. In der Regel wird das Management auf Erfahrungswerte zurückgreifen, um die zu untersuchenden Bereiche abzugrenzen und die Analyse funktionsbezogen durchführen zu können. Wenn jedoch die gesamte Unternehmung auf vorhandene Kompetenzen untersucht werden soll, kann die Wertkette herangezogen werden, um Kernkompetenzen einzuordnen und den Ort ihrer Analyse zu systematisieren. Erst die Betrachtung der gesamten Wertschöpfungskette ermöglicht die Abgrenzung der eigenen von fremden Kernkompetenzen. Häufig entstehen Kernkompetenzen auch nur aus dem Zusammenwirken über Funktionsgrenzen hinaus. Die sich vernetzende Unternehmenswelt schafft heute die Voraussetzung und damit auch die Notwendigkeit von Kompetenznetzwerken (Integrierte Versorgung).[141]

Nach der internen Kernkompetenzanalyse ist im nächsten Schritt die interne und externe Perspektive zusammenzuführen, um die Frage zu beantworten, in welchen zukünftigen Märkten (Produkten oder Dienstleistungen) die eigenen Kernkompetenzen eingesetzt werden sollen.

Der ressourcenorientierte Ansatz der Unternehmensanalyse zeigt seine Schwäche vor allem in der praktischen Umsetzung. Die wichtigsten Merkmale strategischer Ressourcen, wie z. B. Unternehmensspezifität, Nicht-Imitierbarkeit und Nicht-Substituierbarkeit, zeigen erhebliche Operationalisierungsprobleme. Allerdings zeigen die zentralen Aussagen des Resource-Based-View die strategische Bedeutung immaterieller Ressourcen – wie Fähigkeiten und Routinen – und schaffen damit die notwendige Sensibilität für diese Sichtweise.

---

141 Porter (1999), S. 64 ff.

2.2.2.3 Analyse der Kostenstruktur

Durch die Veränderungen der Wettbewerbsbedingungen geraten Unternehmen zunehmend unter Kostendruck. Unabhängig von der verfolgten Wettbewerbsstrategie ist die systematische Analyse der Kostenstruktur eine wesentliche Voraussetzung zur Wettbewerbsfähigkeit. Neben den permanent zu erfüllenden Controlling-Aufgaben können bei der Unternehmensanalyse die im Rahmen der Wertanalyse ermittelten Wertketten den anfallenden Kosten zugeordnet werden. Die Zuordnung der Kosten ist Voraussetzung zur Ermittlung der Wertschöpfung und schafft damit die Grundlage zur Bestimmung des Nutzens einer Wertkette.

Die Untersuchung der so genannten relevanten Kostentreiber, also jene Positionen die den größten Anteil an den Kosten einer Wertkette besitzen, sind vor allem und vorrangig zu betreiben. So sind z. B. in der Wertkette „Lager" die Kapitalbindungskosten ein Kostentreiber. Die einzelnen Aktivitäten einer Wertkette stehen häufig in Beziehung zueinander, sodass positive wie negative Beeinflussungen möglich sind. So kann beispielsweise eine geringere Lagerhaltung die Kosten des Materialeinkaufs durch Erhöhung der Bestellhäufigkeit beeinflussen. So müssen die Wechselwirkungen analysiert und mit in die Betrachtung eingebunden werden. Im Rahmen der oben beschriebenen Benchmarkanalyse können die analysierten Kosten im Vergleich zum „Besten" gestellt werden und geben damit u. U. die Richtung von Kostensenkungspotenzialen an.[142]

Die Untersuchung der Ursachen-Wirkungs-Verhältnisse im Rahmen des Wertschöpfungsprozesses und deren kontinuierliche Verbesserung sind eine Voraussetzung zur Erhaltung und Schaffung der Wettbewerbsfähigkeit. Daher sollten sie fester Bestandteil der Unternehmensanalyse sein.

2.2.2.4 Bewertung interner Potenziale

Sind im Rahmen der Potenzialanalyse die Potenziale des Unternehmens mit den verschiedenen Methoden ermittelt, sollten die qualitativen und quantitativen Potenziale bewertet werden. Die Bewertung ist nach Möglichkeit im Rahmen der genutzten Methoden der Unternehmensanalyse durchzuführen. Fehlende Informationen sind ggf. im Rahmen der Schätzung zu ergänzen. Die Bewertung der Potenziale schafft die Voraussetzung zur Einordnung der eigenen Potenziale in die Anforderungen des Markts. Die Bewertung kann im Rahmen folgender Vergleiche durchgeführt werden:[143]

1. **Vergleich mit der historischen Entwicklung des Unternehmens**
   Dieser Vergleich zeigt die Entwicklungsrichtung des Unternehmens. Konnten Verbesserungen in Bezug zur Vergangenheit erreicht werden? Dieser Vergleich gibt dem Unternehmen eine grundsätzliche Orientierung. Allerdings fehlt der Bezug zur Umwelt. Reichte die Entwicklung, um den Anforderungen der Umwelt gerecht zu werden?

---

142 vgl. Müller-Stewens/Lechner (2003), S. 386 f.
143 vgl. Welge/Al Laham (2001), S. 275 und Kreikebaum (1997), S. 50

2. Wettbewerbsvergleich

Vergleicht die eigenen Potenziale mit den Potenzialen der Wettbewerber. Dadurch werden die grundsätzlichen Entwicklungschancen und Bedrohungen durch das unmittelbare Umfeld festgestellt und die eigenen Potenziale anhand der Potenziale der direkten Wettbewerber relativiert. Die Anforderungen durch die Wettbewerber bestimmen allerdings nicht die grundsätzliche Wettbewerbsfähigkeit. Das Niveau der Wettbewerber und das des eigenen Unternehmens bestimmen den Grad der Bedrohung durch neue Wettbewerber.

3. Benchmarking

Eine weitere Möglichkeit des Vergleichs der Wertschöpfungsaktivitäten ist das Benchmarking. Hierunter wird der systematische Prozess verstanden, die im Rahmen der Unternehmensanalyse ermittelten Potenziale mit den stärksten Wettbewerbern bzw. den in bestimmten Segmenten als „Klassenbeste" ermittelten Unternehmen zu vergleichen. Durch den stetigen Wandel und das grundsätzliche Streben der Unternehmen sich zu verbessern, hat das Benchmarking fortlaufend zu erfolgen. Wird das Benchmarking vor allem innerhalb der Branche von allen maßgeblichen Unternehmen angewendet, werden die zunächst vorhandenen Wettbewerbsvorteile sukzessive aufgezehrt. Somit sollte das Benchmarking nicht nur mit Unternehmen der gleichen Branche, sondern auch mit Unternehmen anderer Branchen durchgeführt werden. Im Rahmen der Betrachtung von Wertschöpfungsketten können u. U. bestimmte Wertschöpfungen von Unternehmen anderer Branchen in besonders erfolgreicher Weise ermittelt und verglichen werden. Durch eine solche Orientierung an branchenfremden „Best Practices" wird eine Übertragung von Wettbewerbsvorteilen möglich, die in der eigenen Branche bislang noch nicht bekannt war. Durch die unerschöpfliche Auswahlmöglichkeit der zu vergleichenden Unternehmen und Wertschöpfungsketten ist die Möglichkeit der Einmaligkeit der herausgesuchten Untersuchungsmerkmale gegenüber Wettbewerbern erheblich größer. Damit wächst die Chance, Potenziale von möglichen Wettbewerbsvorteilen zu erlangen.[144] Nach dem Ansatz des Resource-Based-View sind Wettbewerbsvorteile auf quasi einzigartige und nicht imitierbare Fähigkeiten zurückzuführen. Demnach können sie nach Benchmarking zwar erkannt, aber nicht wirklich genutzt werden.[145] Dieser eigentliche Widerspruch löst sich in der Weise auf, dass Wettbewerbsvorteile in zeitlicher Betrachtung praktisch nicht erhalten bleiben und die Qualität der Wettbewerbsvorteile sich in der Dauerhaftigkeit ausdrückt. Durch Benchmarking können demnach solche Fristen verkürzt werden.

4. Kundenorientierter Vergleich

Der Vergleich der eigenen Potenziale mit den Anforderungen der Kunden schafft die Voraussetzung zur Bestimmung des Grads der Vollkommenheit marktgerechter Produkte und Dienstleistungen. Dazu ist die Abgrenzung des relevanten Markts und die Marktsegmentierung notwendig. Hier müssen möglichst einheitliche Zielgruppen mit weitestgehend übereinstimmenden Anforderungen an das Leistungsangebot der Unternehmung definiert werden. Im Anschluss sind

---

144 vgl. Müller-Stewens/Lechner (2003), S. 382 ff.
145 vgl. Welge/Al Laham (2001), S. 283

die kaufentscheidenden Faktoren zu bestimmen und in einer Rangfolge abzubilden. Hierzu ist die möglichst objektive Abbildung des Entscheidungsprozesses aus Kundensicht die Voraussetzung. Damit können die ermittelten Kriterien den Wertaktivitäten des Unternehmens gegenübergestellt werden. Jede Wertaktivität wird sodann auf den Beitrag zur Erfüllung der entscheidenden Faktoren geprüft. Dieser Vergleich verdeutlicht, welche Aktivitäten den Anforderungen entsprechen, welche hinter den Anforderungen zurückbleiben und welche sogar die Anforderungen der Kunden übererfüllen (z. B. Overengineering von Produkt- und Dienstleistungsfunktionen).[146]

5. **Vergleich mit den kritischen Erfolgsfaktoren der Branche**
Aus der Branchen-, Konkurrenten- und Benchmarkanalyse sowie aus den Kundenanforderungen lassen sich die kritischen Erfolgsfaktoren bestimmen, die in Vergleich zu den eigenen Potenzialen gestellt werden. Hieraus lassen sich die Lücken ermitteln, die anhand von Strategien reduziert bzw. geschlossen werden müssen.[147]

2.2.2.5 Analyse des Stärken- und Schwächen-Profils

Die Methoden der Potenzialanalyse zeigen grundsätzlich die Stärken und Schwächen der Unternehmung auf. Dabei ist zu beachten, dass es für die Ermittlung der Stärken und Schwächen keinen mängelfreien, objektiven Vergleichsmaßstab gibt. Bei noch so kritischer eigener Betrachtung ist absolute Objektivität nicht möglich. Die Erstellung eines Stärken- und Schwächenprofils soll dabei helfen, die Unternehmensanalyse zu versachlichen und den Prozess ihrer Erstellung, insbesondere die zugrunde liegenden Annahmen und Bewertungskriterien, transparent und vergleichbar zu machen.

Unter Zuhilfenahme eines Punktwert-Modells können die Stärken und Schwächen bewertet werden. Die Ausprägungen einzelner Indikatoren werden in Punktwerte transformiert und durch Addition der Gesamtwerte der Indikatoren ergibt sich das strategische Stärken- und Schwächenprofil. Hieraus lassen sich die strategischen Stärken ableiten, welche die Wettbewerbsvorteile begründen. Sie stellen die Schlüsselkompetenzen dar, auf denen die Strategieformulierung aufgebaut werden kann. Die strategischen Schwächen zeigen die nicht vorhandenen Ressourcen und Kompetenzen auf, die es mit geeigneten Strategien zu beseitigen gilt. Indikatoren, die sich weder durch hohe oder niedrige Ausprägungen auszeichnen, erfüllen die Basisanforderungen. Durch Förderung zweckdienlicher Strategien können diese zu Stärken entwickelt werden und stellen damit u. U. eine wichtige Quelle für weitere strategische Wettbewerbsvorteile dar.

---

146 vgl. Esser (1994), S. 145 ff.
147 vgl. Bea/Haas (2001), S. 110

2.2.2.6 Konsistenzmatrix der Wettbewerbsvorteile

Zur Visualisierung der eigenen Wettbewerbsposition kann die Konsistenzmatrix (s. Abbildung 6) herangezogen werden. Sie folgt dem Prinzip, dass Wettbewerbsvorteile vor allem bei den zentralen bzw. kritischen Erfolgsfaktoren der für den Kunden wichtigen Parameter geschaffen werden sollten. Bei weniger wichtigen Faktoren können am ehesten Nachteile in Kauf genommen werden. Somit werden vor allem notwendige Schwerpunkte sichtbar, die besonders wichtig zur Erlangung von Wettbewerbsvorteilen sind und deren Position zurzeit eher schlecht eingeschätzt wird. Die Konsistenzmatrix hilft somit, Prioritäten bei der Strategieentwicklung zu setzen.[148]

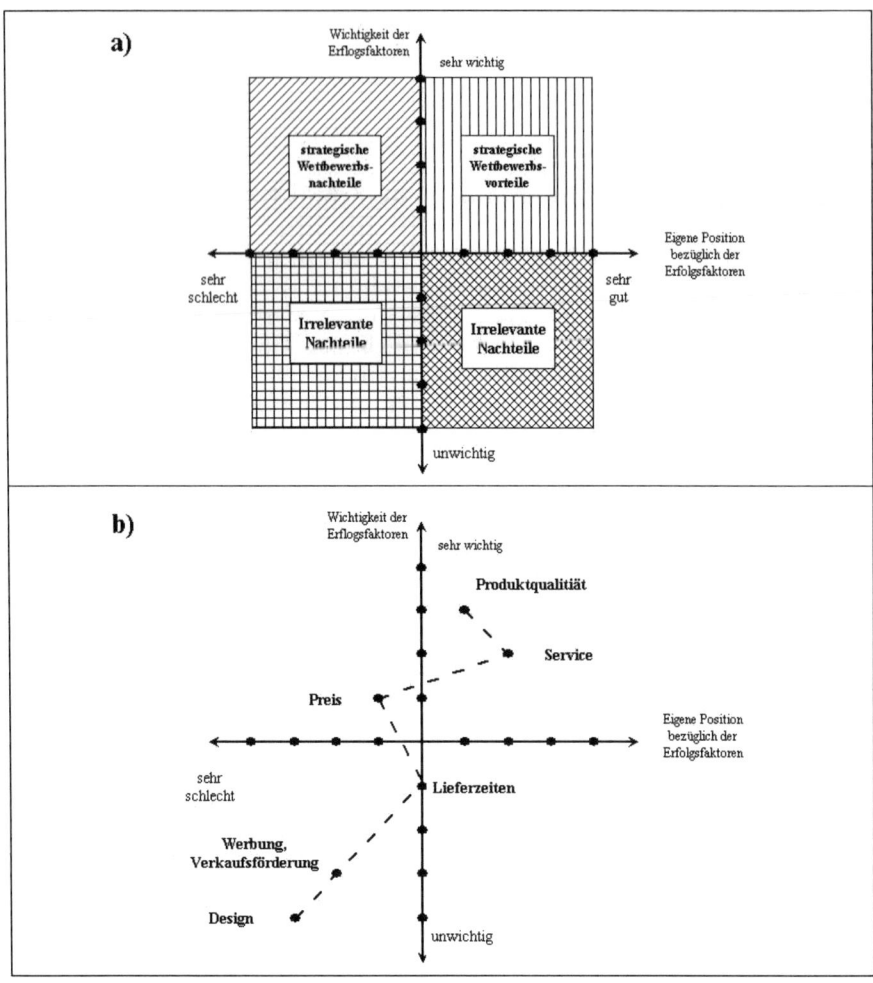

Abb. 6   Konsistenzmatrix der Wettbewerbsvorteile (Quelle: Kreikebaum, 1997, S. 141)

---

148 vgl. Simon (1988), S. 471

2.2.3 Strategieentwicklung

Bei der Strategieentwicklung sind zunächst die Strategiearten zu unterscheiden. Nach Darstellung der Grundprinzipien der Strategieformulierung wird als Basis zur Strategieauswahl die Portfolio-Technik vorgestellt. Im Rahmen der möglichen Strategien werden zunächst die Methoden der generischen Wettbewerbsstrategie behandelt, anschließend die Strategien in den Funktionsbereichen der Unternehmung. Zum Schluss werden Modelle zur Bewertung und Auswahl der Strategien aufgezeigt.

2.2.3.1 Grundprinzipien der Strategieformulierung

Grundsätzlich prägen unternehmerische schöpferische Kraft und Intuition die Strategien. Eine Berücksichtigung zentraler Prinzipien hilft, die Ideen zu lenken und sich auf wesentliche Merkmale zu konzentrieren.[149]

1. Aufbau von Stärken und Vermeidung von Schwächen
Die grundsätzliche Ausrichtung von Strategien, ist die Nutzung von Stärken und die Vermeidung von Schwächen. Die heuristische Verfahrensweise, also die permanente Suche nach der Näherungslösung, bezieht sich insbesondere auf die gegenwärtigen Strategien. Diese Verfahrensweise wird in der Regel in jedem Unternehmen tagtäglich angewendet. Allerdings häufig ohne Koordination und schriftliche Formulierung. Dies führt zu Strategien, die ihr Betätigungsfeld auf Märkten suchen, auf denen gegenwärtige Erfolge erzielt werden können. Im Rahmen der strategischen Planung sind jedoch vor allem langfristige Perspektiven zu entwickeln, die Chancen der Zukunft wahrnehmen lassen und helfen, Schwächen auszuräumen. Zunächst werden deshalb die Stärken und Schwächen eines Unternehmens und die Umweltbedingungen untersucht.

Unter der Idealvoraussetzung ausgeprägter Stärken einerseits und hoher Umweltchancen andererseits ist die Entwicklung so genannter Wachstumsstrategien erfolgversprechend. Bestehen dagegen hohe Umweltchancen bei eher schwach ausgeprägten Fähigkeiten, so können Strategien zur Eliminierung der Schwächen, wie z. B. durch Aufbau von Joint Venture, entwickelt werden. Sind allerdings die Chancen in der angestammten Branche durch z. B. veränderte gesetzliche Bestimmungen bedroht, ist u. U. die Diversifikation in eine andere Branche eine mögliche Strategie.

2. Konzentration der Kräfte
Dieser Grundsatz richtet sich sowohl auf die interne wie auf die externe Perspektive des Unternehmens. Die **externe Perspektive** ist auf den Markt ausgerichtet und somit auf die damit verbundenen Erfolgspotenziale. Das Augenmerk kann sich dadurch auch auf die Konzentration bestimmter Marktsegmente innerhalb eines Markts beziehen.
Bei der **internen Perspektive** erweist es sich als hilfreich, die Unternehmung in einer wertbezogenen Betrachtung als ein Konglomerat wertschöpfender Aktivitäten zu

---

149 vgl. Welge (1987), S. 313

interpretieren und damit alle Aktivitäten eines Geschäfts in Zusammenhang miteinander und in der Orientierung auf den Wettbewerbsvorteil zu bringen. Dabei ist insbesondere darauf zu achten, nicht die Optimierung einzelner Funktionen in den Vordergrund zu stellen, sondern die konsequente Ausrichtung des Geschäftssystems auf die Unternehmensstrategie zu verfolgen. Aldi beispielsweise richtet alle geschäftlichen Aktivitäten kompromisslos auf die Kostenbeherrschung aus.

In Übertragung auf den Wertschöpfungsgedanken bedeutet der Grundsatz der Konzentration der Kräfte letztlich eine konsequente Ausrichtung der Unternehmensstrategie, um Differenzierungs- oder Kostenvorteile gegenüber dem Wettbewerb zu schaffen.

3. Optimierung der Ressourcenbasis
Grundsätzlich entscheiden die vorhandenen Kompetenzen und Ressourcen über den unternehmerischen Gestaltungsrahmen. Strategien sind somit unter Berücksichtigung vorhandener und zukünftig möglicher aufzubauender Kompetenzen und Ressourcen zu entwickeln. Insbesondere ist auf eine Fokussierung im Hinblick auf die Effizienz der Ressourcenausstattung und die strategiegerechte Entwicklung der Ressourcen zu achten. Bei einer Strategieformulierung ohne Einbindung der gegenwärtigen und zukünftig notwendigen Kompetenzen und Ressourcen ist die Gefahr gegeben, bei der Umsetzung zu scheitern. Vor allem können bei der Formulierung der Strategien vorhandene Beschränkungen erkannt und in den Entwicklungsprozess eingebunden werden.

4. Aufbau und Ausnutzung von Synergien
Der Begriff Synergie bedeutet die Zusammenfassung von Einzelaktivitäten, die eine Gesamtwirkung erzielen, die größer ist als die Summe der Einzelaktivitäten. Wörtlich bedeutet der Begriff Synergie: Zusammenwirken. Synergien entstehen somit z. B. durch Zusammenwirken von Produktionsfaktoren, Produkten, Unternehmensteilbereichen und ganzen Unternehmen. Vor allem im Bereich der Wachstumsstrategien werden häufig publikumswirksam Synergievorteile, z. B. beim Kauf von Unternehmen, beschrieben. Hierbei ist allerdings zu beachten, dass es auch negative Synergien gibt. Sie entstehen z. B., wenn beim Zusammenschluss von Unternehmen durch unterschiedliche Unternehmenskulturen ein Zusammenwirken erschwert wird. Die Realisierung von Synergien bedeutet demnach eine Integration getrennt wirkender Teilbereiche. Damit entstehen Synergien nicht zwangsläufig durch Zusammenwirken, sondern durch aktive Gestaltung der Integration. Die Schaffung und Ausnutzung von Synergien ist eine wichtige strategische Ausrichtung zur potenzierten Stärkung der Wettbewerbsfähigkeit.

2.2.3.2 Portfolio-Technik

Die Grundidee der Portfolio-Technik stammt aus der Finanzwirtschaft, in der ein Portfolio die optimale Mischung mehrerer Investitionsmöglichkeiten beschreibt.[150] Im Rahmen der Strategieentwicklung wird die Portfolio-Technik zunächst als Ana-

---

150 Die Idee der „portfolio selection" geht auf Markowitz (1959) zurück.

lyseinstrument und im Anschluss als Szenarioinstrument zur Identifikation und Beschreibung von möglichen Wenn-Dann-Modellen verwendet.

Somit bildet nicht das Gesamtunternehmen den Gegenstand der Portfolio-Technik, sondern so genannte strategische Geschäftseinheiten (SGE). Eine SGE wird in der Regel als ein eigenständiges Aktivitätsfeld des Unternehmens interpretiert, das als Ganzes Gegenstand strategischer Entscheidungen, wie Aufbau, Verkauf und Konsolidierung, ist.[151] Damit unterscheidet sich eine SGE von einem Profitcenter, das sich in dezentrale, v. a. gewinnverantwortliche Sparten segmentiert. So kann ein Profitcenter z. B. eine reine Vertriebsfunktion von Produkten und Dienstleistungen darstellen, wohingegen die SGE eine eigenständige Marktaufgabe hat und möglichst autark im Verhältnis zu anderen SGE steht. Eine SGE leistet einen eigenständigen Beitrag zur Steigerung des Erfolgspotenzials und verfolgt damit eigene selbstständige Ziele.[152]

Ausgangspunkt aller klassischen und neueren Portfoliokonzepte ist die bereits skizzierte Umwelt- und Unternehmensanalyse, die zu einer langen Liste möglicher Einflussfaktoren von durch die Umwelt geprägten Chancen und Risiken sowie durch die im Unternehmen vorhandenen Stärken und Schwächen führt. Zunächst soll die Frage beantwortet werden, welche Erfolgsobjekte (z. B. Dienstleistungen) verlangen eine verstärkte Zuteilung von finanziellen Mitteln (z. B. Marketingbudget) und welchen Objekten können Mittel entzogen werden? Besteht zwischen den Erfolgsobjekten in einem Unternehmen eine gewisse Ausgewogenheit zwischen den mittelbindenden und mittelfreisetzenden Einheiten? Müssen neue Erfolgsobjekte erworben und andere abgestoßen werden? Ziel ist ein optimiertes Portfolio von Erfolgsobjekten unter dem Gesichtspunkt, den Gesamtgewinn unter Minimierung der Risiken zu optimieren. Im Gegensatz zu traditionellen Methoden der Entscheidungstheorie wird bei der Portfolio-Methode nicht die Vorteilhaftigkeit einer Investition isoliert von den übrigen Investitionen betrachtet.[153]

Für die Portfolio-Technik existieren unterschiedliche Konzepte, die sich zum einen am Absatzmarkt orientieren und zum anderen auch ressourcen- und wertorientiert sind.

2.2.3.3 Generische Wettbewerbsstrategien

Für SGE oder auch für ein Gesamtunternehmen sind Strategien zu wählen, die das Unternehmen so platzieren, dass seine Fähigkeiten die bestmögliche Abwehr gegen das existierende Bündel von Wettbewerbskräften bietet. Durch Beeinflussung des Kräftegleichgewichts, ist die Unternehmensposition durch strategische Maßnahmen zu verbessern. Werden die Veränderungen der Wettbewerbsgrundlagen frühzeitig vorhergesehen, kann dem Wandel durch angepasste Strategien begegnet werden, bevor die Konkurrenten sie entdecken. Nach Porter lassen sich drei in sich geschlossene Strategiegruppen definieren, die getrennt oder kombiniert eingesetzt

---

151 vgl. Gälweiler (1979), S. 259
152 vgl. Hammer (1991), S. 132
153 vgl. Gälweiler (1979), S. 183

werden können, um nachhaltig die Wettbewerbsposition zu schaffen bzw. zu verbessern und zu sichern.

Im Zusammenhang der fünf beschriebenen Wettbewerbskräfte gibt es drei erfolgversprechende generische Typen strategischer Ansätze, um andere Unternehmen in einer Branche zu übertreffen.

1. umfassende Kostenführerschaft
2. Differenzierung
3. Konzentration auf Schwerpunkte

1. Strategie der umfassenden Kostenführerschaft

Die Strategie der Kostenführerschaft besteht darin, einen umfassenden Kostenvorsprung gegenüber seinen Konkurrenten bzw. innerhalb der Branche zu erlangen. Dieser Kostenvorsprung kann durch die Erfüllung folgender Voraussetzungen erreicht werden:[154]

- aggressive Kapazitätsausweitung zur Senkung der Fixkosten je Stück (Skaleneffekte – „economies of scale")
- permanente Analyse der variablen Kosten zur Senkung der Stückkosten durch konsequente Ausnutzung des Erfahrungskurveneffekts (economies of learning: bedeutender Faktor aufgrund der Individualität des Lernens)
- permanente Gemeinkostenwertanalyse durch konsequente Ausnutzung des Erfahrungskurveneffekts
- Optimierung der Struktur der Kapazitätsauslastung. Das Verhältnis zwischen fixen und variablen Kosten ist ein Indikator für die Sensitivität der Wertaktivität gegenüber Auslastungsschwankungen.
- Analyse der Verknüpfungen zur Bestimmung und Optimierung der Aktivitäten, da die Kosten einer Aktivität u. U. die Kosten einer anderen Aktivität beeinflussen (z. B. verringert die Qualitätsprüfung einer Aktivität die Garantieansprüche).
- Schaffung von Verflechtungen, die zu Synergieeffekten und damit zu Kosteneinsparungen führen können (economies of scope).
- Die richtige Zeitwahl beeinflusst die Kostenhöhe. Ein früher Markteintritt ermöglicht z. B. eine günstige Position auf der Lernkurve, kann aber auch zu hohen Anlaufkosten führen.
- Die richtige Standortwahl beeinflusst aufgrund der unterschiedlichen Infrastruktur- und Personalkosten die Kostenhöhe.

Die Erfüllung der oben genannten Voraussetzungen führt zu den folgenden Effekten:

- Schutz vor mächtigen Lieferanten
- Schaffung von Eintrittsbarrieren
- einfacherer Umgang mit Ersatzprodukten im Vergleich zum Wettbewerb

---

154 vgl. Porter (1996), S. 118

Ein Kostenvorsprung schützt demnach gegen alle fünf Wettbewerbskräfte, da die Gewinne durch Marktverhandlungen nur bis zu dem Punkt gedrückt werden können, bis jene des zweiteffizientesten Konkurrenten verschwinden und damit die weniger effizienten Konkurrenten als erste unter dem Wettbewerbsdruck leiden werden.

Die Voraussetzungen der umfassenden Kostenführerschaft sind:

- hohe Investitionen und damit die Notwendigkeit des Zugangs zu Kapital
- permanente Verfahrensinnovation und -verbesserung zur Erhaltung der Position
- intensive Beaufsichtigung der Arbeitskräfte
- Ausrichtung der Produkte und Dienstleistungen auf eine einfache Herstellung
- kostengünstiges Vertriebssystem

Die Risiken der umfassenden Kostenführerschaft liegen vor allem:

- in technologischen Veränderungen, die vergangene Investitionen oder Lernprozesse zunichte machen können.
- bei Branchenneulingen, die durch Nachahmung die Eingehung niedriger Kosten erlernen können.
- in der möglichen Unfähigkeit, Produkt- oder Marketingänderungen zu erkennen, da die Aufmerksamkeit ganz auf die Kosten gerichtet ist.
- in Kostensteigerungen, welche die Fähigkeiten des Unternehmens schmälern, einen ausreichenden Preisunterschied aufrechtzuerhalten, um gegen z. B. Differenzierungsformen von Wettbewerbern erfolgreich zu bleiben.

2. Strategie der Differenzierung

Durch die Differenzierung des Produkts oder der Dienstleistung soll im Rahmen der Differenzierungsstrategie etwas Einzigartiges im Vergleich zum Wettbewerb bzw. zur Branche geschaffen werden. Es gibt viele Ansätze zur Differenzierung. Grundsätzlich kann Differenzierung sich in Innovation, Produktvariation und Qualität ausdrücken. Somit können Designs oder Markennamen geschaffen werden, die mit bestimmten einzigartigen Eigenschaften verbunden werden. Ebenfalls kann eine besondere Qualität angeboten werden, die in der Nutzung dem Kunden Kostenvorteile verschaffen kann. Auch bestimmte Serviceleistungen können solche Einzigartigkeiten schaffen. Im Idealfall differenziert sich das Unternehmen auf mehreren Ebenen. Es gilt zu beachten, dass die Differenzierungsstrategie es nicht erlaubt, die Kosten zu ignorieren. Die Kosten stellen jedoch nicht das primäre strategische Ziel dar. Die Kostenposition wird in vielen Fällen beeinträchtigt, da die notwendigen Maßnahmen der Differenzierung häufig sehr aufwändig sind, wie z. B. Produktdesign, hohe Qualität bei den eingesetzten Materialien oder eine intensive Kundenbetreuung. Im Idealfall werden das Produkt bzw. die Dienstleistung als singuläres unvollkommenes Substitut wahrgenommen.

Wird die Differenzierung mit der Differenzierungsstrategie erreicht, sichert sie die Existenz des Unternehmens durch Schaffung einer gefestigten Position in der Auseinandersetzung mit den fünf Wettbewerbskräften. Gründe hierfür sind:

- Bindung der Abnehmer an die Marke,
- Verringerung der Preisempfindlichkeit,
- Erhöhung der Ertragsspannen mit der Konsequenz, keinen Kostenvorsprung besitzen zu müssen,
- erleichterter Umgang mit der Macht der Lieferanten durch höhere Ertragsspannen,
- Verringerung der Macht der Abnehmer durch fehlende Alternativen,
- verbesserte Stellungen gegenüber Ersatzprodukten durch erhöhte Kundenloyalität.

Häufig setzt die Differenzierung einen exklusiven Ruf voraus, der allerdings dazu führen kann, dass ein hoher Marktanteil nicht erreicht wird, da potenzielle Kunden nicht bereit oder fähig sind, höhere Preise zu zahlen. Die Qualität der Differenzierung entscheidet über den Grad der Durchsetzungsfähigkeit der Differenzierungsstrategie. Auch die Höhe der notwendigen Preisunterschiede hängt von der Branchenstruktur und der möglichen Differenzierungsstrategie ab.

3. Konzentration auf Schwerpunkte (Nischenstrategie)

Die Nischenstrategie besteht in der Konzentration auf Marktnischen, wie z. B. einer bestimmten Abnehmergruppe, einem bestimmten Produkt- oder Sortimentsbereich oder einem geografisch abgegrenzten Markt. Durch diese Konzentration müssen besondere Leistungen erbracht werden können, die eine Unterscheidung zum Wettbewerber ermöglichen. Diese können grundsätzlich Differenzierungen oder Kostenführerschaft sein. Die Strategie besteht darin, dass die besonderen Leistungen für die potenziellen Abnehmer in Abgrenzung zu den Wettbewerbern durch sehr wirkungsvolle und effiziente Bearbeitung des abgegrenzten Marksegments möglich werden.

Durch die Konzentration auf Schwerpunkte sind auch überdurchschnittliche Erträge möglich, wobei die Umsatzgröße des Unternehmens im Vergleich zu anderen Unternehmen der Branche begrenzt wird. Ähnlich der Differenzierung und Kostenführerschaft ermöglicht die Konzentration einen Schutz gegen jede einzelne Wettbewerbskraft. Bei der Auswahl der Schwerpunkte sollte auf den Grad der Ersetzbarkeit und auf ausgeprägte Schwächen von Konkurrenten geachtet werden. Die Kostenposition hängt von der Art der ausgesuchten Schwerpunkte und den Umfeldmöglichkeiten ab und ist im Einzelfall zu betrachten.

Hybride Strategien

Porter ist der Ansicht, dass sich die Kombination der Strategie Kostenführerschaft und Diversifikation gegenseitig ausschließt. Als Begründung wird das so genannte „stuck in the middle" angeführt, das mit drei Hypothesen argumentiert.[155]

---

155 vgl. Porter (1997), S. 72 ff.

- **Konvexitäthypothese**
  Danach hängt der Marktanteil von der gewählten Strategie ab, sodass ein hoher Marktanteil nur durch Kostenführerschaft erreicht werden kann und dieser gleichzeitig die Voraussetzung für die notwendigen Kostendegressionsvorteile ist. Die Differenzierungsstrategie dagegen setzt auf einen exklusiven Ruf, der wiederum unvereinbar mit einem höheren Marktanteil ist.

- **Konsistenzhypothese**
  In den meisten Fällen ist die Differenzierungsstrategie kostspielig und die Strategie der Kostenführerschaft erlaubt zur Realisierung der Kostenvorteile keine Differenzierung und führt zu hoch standardisierten Produkten. Sollte am Anfang eine hybride Strategie geführt werden, so gelangt das Unternehmen an den Punkt wo jede Kostensenkung einen Verzicht auf Differenzierung verlangt.

- **Konzentrationshypothese**
  Der Erfolg wird maßgeblich durch Konzentration auf eine Strategie bestimmt, da unterschiedliche Vorteilstypen in der Regel einander widersprechende Maßnahmen erfordern.

Im Gegensatz zu Porter konnte in mehreren empirischen Untersuchungen der Erfolg hybrider Strategien nachgewiesen werden.[156] Zur theoretischen Begründung sollen in Anlehnung an Fleck die Komponenten der Kostenführerschaft und Differenzierung weiter aufgespalten werden. Als Ausgangsbasis kann nach Porter die Gewinnverbesserung bei der Strategiewahl wie folgt erklärt werden.

Differenzierungsstrategie: Gewinn =
                               Menge (sinkt) x Preise (steigen) – Kosten (steigen)
Kostenführerstrategie: Gewinn =
                               Menge (steigt) x Preise (sinken) – Kosten (sinken)

Die hybride Strategie verfolgt das Ziel, alle drei Gewinneinflussfaktoren positiv zu beeinflussen. Wird als Ausgangsvoraussetzung die Differenzierungsstrategie betrachtet ergeben sich drei Fragestellungen:[157]

1. **Welchen Einfluss hat die Differenzierungsstrategie auf die Menge und damit indirekt auf die skalenabhängige Kostenposition?**
   Es können für alle drei Differenzierungsstrategien Mengeneffekte nachgewiesen werden. Die Varietätsstrategie führt über eine Erhöhung der angebotenen Produktvarianten definitionsgemäß zu einer Erhöhung des Marktpotenzials und damit zu einer höheren Absatzmenge. Ebenso war bei der Qualitätsstrategie im Rahmen der PIMS-Studien eine positive Korrelation von Produktqualität und Menge nachzuweisen. Auch bei der Innovationsstrategie konnten empirisch Mengenvorteile bewiesen werden, die unter den Begriff des „first-mover-advantage" zu subsumieren sind.

---

156 vgl. Fleck (1995), S. 60 f.
157 vgl. Fleck (1995), S. 61 ff.

2. Wie können Differenzierungsstrategien formuliert werden, sodass simultan die Kostenposition verbessert wird?

Da bei einer hybriden Varietätsstrategie gemeinsame Inputs, z. B. Know-how oder unteilbare Aktiva, genutzt werden können (economies of scope), sind Kosteneinsparungspotenziale durch die Ausdehnung des Produktprogramms zu erreichen, die zu einer Senkung der durchschnittlichen Stückkosten aller Produkte führt. Die hybride Qualitätsstrategie schafft Kostensenkungseffekte durch Einführung eines Total-Quality-Management-Systems (TQM-Systems), die sich in einer Änderung der Kostenstruktur des Qualitätssicherungssystems konkretisieren. Zudem können durch Erhöhung der Differenzierung Lerneffekte auftreten, die zu Qualitätsvorteilen und Kostensenkungen führen (continous improvement – KAIZEN). In Verbindung der oben genannten Konzepte kann durch eine Verknüpfung mit dem Konzept des „economies of speed", eine hybride Innovationsstrategie verfolgt werden. Merkmalsausprägung ist die Erhöhung der Geschwindigkeit und Frequenz von Entwicklungszyklen sowie organisatorischen Lernprozessen, die zu einer Verringerung von Forschungs- und Entwicklungskosten führen. Zudem bestimmen Zeitvorteile die Opportunitätskosten eines verspäteten Markteintritts.

3. Ist für die hybride Differenzierungsstrategie auch eine Wahlfreiheit hinsichtlich der Preise gegeben?

Vor allem bei der Innovationsstrategie ergeben sich durch die monopolartige Stellung zu Beginn des Innovationszyklus erhebliche Chancen, eine Preisprämie durchzusetzen. Auch wurden im Rahmen der PIMS-Studie bewiesen, dass hybride Qualitätsstrategien positive Auswirkungen auf die Preise besitzen ohne die Mengen negativ zu beeinflussen. Am schwächsten ist der Preiseffekt bei der hybriden Varietätsstrategie festzustellen, deren Kundennutzen sich primär in Mengenwachstum niederschlägt.

Das empirisch belegte Konzept der hybriden Strategien widerlegt die Theorie Porters und erweitert die möglichen generischen Wettbewerbsstrategien. Durch die Integration von neuen betriebswirtschaftlichen Konzepten, wie z. B. TQM, KAI-ZEN, FuE-Management oder Prozessmanagement können Wettbewerbsvorteile stärker betriebswirtschaftlich fundiert werden. Zudem wird der Ansatz des organisatorischen Lernens in Bezug zu den Lernformen und ihren ökonomischen Konsequenzen gesetzt.

2.2.3.4 Funktionale Strategien

In den Anfängen konzentrierte sich die Strategiediskussion auf das Gesamtunternehmen bzw. die Geschäftsbereichsebenen. Zunächst wurde für die Planung in den Funktionsbereichen kurzfristige Zeithorizonte gewählt, die in erster Linie in der funktionalen Betriebswirtschaftslehre systematisch ausgearbeitet wurden. Im Wege des zunehmenden Ausbaus strategischen Denkens werden die den Funktionsbereichen inhärenten strategischen Potenziale erst in jüngerer Zeit stärker berücksichtigt. Die Diskussion der Wertkette im anglo-amerikanischen Sprachraum und die zunehmende Berücksichtigung technologischer und innovationsorientierter Aspekte im strategischen Management können als Beispiele einer zunehmend strategischen Bedeutung der Funktionsbereiche interpretiert werden. Ausgehend von den Gesamt- und Geschäftsbereichsstrategien müssen im Zuge einer sukzessiven Konkretisierung die strategischen Konsequenzen für die Funktionsbereiche im Rahmen funktionaler Strategien oder Politiken ausgearbeitet werden.

Folgende Funktionen und Aufgaben können den funktionalen Strategien zugesprochen werden:[158]

- **Detaillierungsfunktion**
  Den funktionalen Strategien kommen vorwiegend deduktive Aufgaben zu, in der die korrekte Interpretation der Gesamt- und Geschäftsbereichsstrategien vorgenommen werden soll. Somit werden die einzelnen planerischen Konsequenzen für die Funktionsbereiche detaillierter dargestellt.

- **Koordinationsfunktion**
  Die vertikale und horizontale Koordination ist die zweite wichtige Bedeutung. Während bei der vertikalen Koordination die Abstimmung innerhalb der Funktionsbereiche im Vordergrund steht, werden bei der horizontalen Koordination die Entscheidungen im Hinblick auf die übergeordnete Geschäftsstrategie harmonisiert.

- **Schnittstellenfunktion**
  Die funktionalen Strategien fungieren als Schnittstelle zwischen Strategie und operativer Umsetzung. Die zunächst globalen Richtlinien für die Funktionsbereiche werden durch eine inhaltliche Ausgestaltung operationalisiert.

Die Strategien in den Funktionsbereichen können nicht isoliert geplant werden. Vielmehr sind die erwähnten Koordinations- und Integrationserfordernisse zu berücksichtigen. Des Weiteren besteht eine Reihe noch anzusprechender Interdependenzen zwischen den Funktionsbereichen. So kann z. B. das langfristige Beschaffungsprogramm nicht ohne Kenntnis der Absatz- und Marketingstrategien festgelegt werden. Daher erfordern die funktionalen Strategien eine Einbindung in eine umfassende strategische Funktionsbereichsplanung, die ihrerseits Bestandteil einer integrierenden Unternehmensgesamtplanung ist. Sie schafft den notwendigen Ausgleich von funktionsbezogenen Zielen und Strategien zu den Gesamterfordernissen.

Beschaffungsstrategie

In Anlehnung an die klassische Systematik von Grochla kann die Beschaffung in ein Sachziel und ein Formalziel differenziert werden. Im Rahmen des Sachziels sind die sich aus der Veränderung der Beschaffungsmärkte ergebenden Chancen durch flexible Anpassung und Beeinflussung sowohl der Beschaffungsmarktfaktoren als auch der unternehmensinternen Faktoren zu nutzen bzw. entsprechende Risiken von der Unternehmung abzuwenden. Analog zu den Absatzmärkten sind auch auf den Beschaffungsmärkten langfristige Erfolgspotenziale aufzubauen.[159]

---

158 vgl. Bea/Haas (1997), S. 171
159 vgl. Grochla (1981), S. 246 f.

Unter dem Aspekt der langfristigen Betrachtung vollzieht sich die Formalzielsetzung bei der Beschaffung in einem Spannungsfeld zwischen dem Kostenreduzierungs-, dem Leistungsverbesserungs- und dem Autonomieerhaltungsziel.[160] So thematisieren sich Formalziele in der Literatur in:[161]

- Reduzierung der Beschaffungs- und Lagerkosten
- rationelle Gestaltung der Bestellabwicklung
- Steigerung der Beschaffungsflexibilität
- Ausbau der Lieferantenbeziehungen

Diese Ziele sind nicht immer kompatibel und verlangen daher eine Abstimmung im Rahmen einer langfristigen Betrachtungsweise. Der Realisierung langfristiger Beschaffungsziele dient nun die Planung entsprechender Beschaffungsstrategien. Mit Hilfe von Portfolio-Techniken bietet sich die Entwicklung von Strategien an. Zur Abwägung der bestehenden Chancen und Risiken gegenüber Lieferanten und der daraus abzuleitenden Konsequenzen sind die Strategien zu entwickeln. Die Chancen und Risiken ergeben sich aus der Marktmacht der Lieferanten einerseits und der Bedeutung der Produkte für das Unternehmen andererseits. Durch Kooperationen z. B. lassen sich Machtverhältnisse und auch Preise für ein Unternehmen günstig entwickeln.

Marketingstrategie

Der wirtschaftliche Erfolg einer Unternehmung hängt letztlich vom Absatzmarkt und den dort erzielten Ergebnissen, dem Markterfolg, ab. Hier entscheidet sich, ob sämtliche von der Unternehmung erbrachten Leistungen einen Preis erzielen, der zur Überdeckung der entstandenen Kosten ausreicht. Für die Berücksichtigung der Markterfordernisse in der Unternehmensgesamtplanung ist die Marketingplanung verantwortlich. Inhalt des Marketingplans ist die Zielformulierung, die formulierte Marketingstrategie sowie Angaben zu den operativen Maßnahmen zur Zielerreichung.[162] Die verschiedenen Aufgabenbereiche der strategischen Marketingplanung werden zweckmäßigerweise sukzessive in einem fortlaufenden, rückgekoppelten Prozess durchlaufen, mit den Phasen der Informationserhebung und Auswertung, der Zielplanung und der Strategieformulierung.[163]

Im Rahmen der Umwelt- und Unternehmensanalyse sollten die marktrelevanten Informationen gesammelt und permanent erneuert und ergänzt werden. Bei der Zielformulierung sind zumindest die dargestellten Marktleistungs- und Marktstellungsziele zu erarbeiten und zu formulieren. Die grundsätzlichen Marktstrategien der Unternehmen bzw. der Geschäftseinheiten wurden aufgezeigt. Darüber hinaus sind Strategien für einzelne Produkte oder Produktgruppen und Dienstleistungen zu entwickeln. Hier ist die Frage des relevanten Marktes dieser Produkte und Dienstleistungen zu klären sowie die Strategie der Marktbearbeitung. Insbesondere im Rahmen der kundenorientierten Strategie ist zu klären, ob die Marktbearbei-

---

160 vgl. Grochla/Schönbohm (1980), S. 34
161 vgl. Bloech (1989), S. 122
162 vgl. Meffert (1998), S. 223 ff.
163 vgl. Poth (1986), S. 20 ff.

tung differenziert, also unter Zuhilfenahme des zielgruppenspezifischen Einsatzes der Marketinginstrumente oder aber undifferenziert, d. h. mit einheitlichem Einsatz der Marketinginstrumente, wie z. B. beim Angebot von standardisierten Produkten bei klassischen Markenartikeln, erfolgen soll.[164]

Abschließend bleibt festzuhalten, dass die Marketingstrategien lediglich grobe Richtlinien für das absatzpolitische Verhalten des Unternehmens darstellen, die durch die operative Planung der einzusetzenden Marketinginstrumente (Produktpolitik, Preispolitik, Distributionspolitik und Kommunikationspolitik) eine inhaltliche Konkretisierung erfahren müssen.

Finanzierungsstrategien

Alle unternehmerischen Prozesse werden direkt oder indirekt von Zahlungsströmen in Form von Einnahmen und Ausgaben begleitet. Somit umfassen die Finanzierungsstrategien alle Aufgaben der Entwicklung und Sicherung des Finanzierungspotenzials als Basis für die Wahl und Implementierung von Strategien. Die Entwicklungsfähigkeit eines Unternehmens hängt maßgeblich von der Finanzierung der unternehmerischen Strategien ab. Durch Finanzierungsstrategien können die Voraussetzungen zur Umsetzung der entwickelten Unternehmensstrategien geschaffen werden. Somit übernehmen die Finanzierungsstrategien die Koordinationsfunktion. Im Rahmen der Finanzierungsstrategien ist grundsätzlich die Art der Finanzierungsmöglichkeiten zu klären. So kann z. B. Kapital für Expansionsstrategien unter verschiedenen Risiko- und Beeinflussungsaspekten beschafft werden, z. B. durch Beteiligungs- oder klassische Fremdkapitalmöglichkeiten.[165]

Personalstrategien

Im Rahmen des „Resource-based-View und des Kernkompetenzenansatzes ist die Bedeutung der immateriellen Ressourcen hinsichtlich der strategischen Planung deutlich geworden. Die Grundanforderungen an das Personal sind die Leistungsfähigkeit und die Leistungsbereitschaft. Sie schaffen die Voraussetzungen zur Umsetzung der entwickelten Strategien. So sind im Rahmen des strategischen Personalmanagements die personalen Rahmenbedingungen für eine Strategie zu erkennen und weiterzuentwickeln.
Um die Anforderungen an das Personal zur Umsetzung der Strategien zu erfüllen, sind grundsätzlich die folgenden Strategien im Bereich des Personalmanagements zu entwickeln:[166]

- **Personalbeschaffung**
  Insbesondere der Personalbeschaffung zur Umsetzung entwickelter Unternehmensstrategien kommt eine strategische Bedeutung zu. Auch die Ausrichtung der Personalbeschaffung zur Erfüllung der Leitbildanforderungen stellt strategische Anforderung an die Personalrekrutierung.

---

164 vgl. Meffert (1998), S. 223 ff
165 vgl. Bea/Haas (2001), S. 525–526
166 vgl. Bea/Haas (2001, S. 534 f.

- **Personalentwicklung**
  Strategien zur Aus- und Weiterbildung sind die Grundlage zur Beeinflussung der Leistungsfähigkeit. Insbesondere die Ausrichtung auf zukünftige Anforderungen ist eine wichtige Aufgabe der strategischen Personalentwicklung.

- **Anreizsysteme**
  Die Gesamtheit aller bewusst gestalteten Arbeitsbedingungen, die zu bestimmten Verhaltensweisen führen, können als Anreizsystem verstanden werden. Hierunter sind alle finanziellen, sozialen sowie aus der Arbeit und dem organisatorischen Umfeld selbst heraus entstehenden Anreize zu verstehen, die zur Verbesserung der Leistungsbereitschaft führen.

- **Personalführung**
  Der strategischen Personalführung kommt zunächst die Koordinations- und Integrationsaufgabe zur Umsetzung der unternehmerischen Strategien zu. Daneben geht es um die grundsätzliche Umgangsweise, also die Definition und Entwicklung der Strukturen und Beziehungen zwischen den Personen, damit sie einen zielgerichteten Beitrag zur Entwicklung der Unternehmenskultur liefert.

2.2.3.5 Bewertung und Auswahl der Strategie

Unter der Voraussetzung, dass die Auswahl einer Strategie nur unter Berücksichtigung der vorhergehenden Bewertung sinnvoll ist, lassen sich Bewertung und Auswahl zusammen beschreiben.

Die vollständige Ermittlung der quantitativen und qualitativen Auswirkungen hinsichtlich ihres Zielerreichungsgrads ist Voraussetzung zur Bewertung und Auswahl einer Strategie. Dazu können die bestehenden sowie die Strategiealternativen betrachtet werden. Die Bewertung der Strategien kann grundsätzlich aufgrund quantitativer und qualitativer Kriterien vorgenommen werden. Bei den quantitativen Kriterien werden monetäre Ziele wie Gewinn, ROI, Unternehmenswert etc. untersucht. Zu den qualitativen Kriterien bestehen eine Reihe von Kriterienkatalogen, bei denen allerdings bezüglich der Sinnhaltigkeit wenig Übereinstimmung herrscht. Im zentralen Mittelpunkt stehen die Ressourcenabdeckung und damit die Machbarkeit sowie die Konsistenz. Es wird somit die Frage gestellt, ob die bestehenden und zu entwickelnden Ressourcen ausreichen und inwieweit die Interdependenzen der untersuchten Strategie zwischen den betroffenen Abteilungen sich nicht negativ beeinflussen.[167]

Anstatt einer methodischen Bewertung und Auswahl der Strategie werden häufig persönlich favorisierte Alternativen gewählt, die sich meistens an einer Strategie von etablierten Geschäften mit bekannten bzw. erkennbaren Risiken orientiert. Sie verhindern oftmals innovative Strategien. Es gibt eine große Anzahl von Methoden, die in Anlehnung an Wilde in drei Gruppen unterteilt werden können:[168]

---

167 vgl. Rosen (1995), S. 98 ff.
168 vgl. Wilde (1989), S. 161 ff.

1. **Methoden zur Dokumentation und Prüfung von Erfolgsfaktoren**
   Anhand von Checklisten werden die Erfolgfaktoren und deren Erfüllung für die Strategiealternativen der Reihenfolge nach geprüft.

2. **Methoden zur Berücksichtigung von Wirkungsrelationen**
   Zusätzlich zur ersten Methode werden die Erfolgsfaktoren verknüpft und die Kausalzusammenhänge einzelner Erfolgsfaktoren berücksichtigt und damit bewertet (Nutzwertanalyse).

3. **Methoden zur Berücksichtigung von Wirkungsrelationen und Strategiefolgen**
   Werden im zweiten Modell lediglich die verknüpften Erfolgsfaktoren mit einem Bewertungsindex (Nutzwert) belegt, so wird hier eine Quantifizierung der Erfolgspotenziale vorgenommen.

Die zu untersuchenden qualitativen Erfolgsfaktoren sind zumindest neben den fünf Wettbewerbskräften nach Porter, die Werterwartungen der Kunden, das Marktpotenzial, das Marktpreisniveau und der Ressourcenbedarf.

2.2.4 Strategieimplementierung

2.2.4.1 Begriff und Aufgabe der Strategieimplementierung

Unter Strategieimplementierung kann die sachorientierte Umsetzung und verhaltensorientierte Durchsetzung strategischer Maßnahmenprogramme verstanden werden. Die sachbezogenen Aufgaben umfassen z. B. die Konkretisierung der Strategie in operative Planung, die Budgetierung und Ressourcenallokation und die Abstimmung von Kultur, Struktur und Systemen mit der Strategie. Dagegen zielen die verhaltenbezogenen Aufgaben auf die Erreichung von Strategieakzeptanz zur Förderung des Implementierungsprozesses, wie z. B. die Initiierung eines kontinuierlichen Veränderungsprozesses oder den Aufbau von Führungskompetenz. Im Einzelnen ergeben sich folgende strategieorientierte voneinander abgrenzbare Aufgabenbereiche:[169]

- Gestaltung der Organisationsstruktur
- Budgetierung und Ressourcenallokation
- Erteilung von Anweisungen und Etablierung von Richtlinien
- Initiierung eines kontinuierlichen Veränderungsprozesses
- Aufbau unterstützender Kommunikations- und Informationssysteme
- Gestaltung von Anreizsystemen
- Gestaltung einer unterstützenden Arbeitsumgebung und Organisationskultur
- Aufbau von Führungskompetenz

---

169 vgl. Kolks (1990), S. 79 ff.

Zunächst sollte die Verzahnung der formulierten Strategien mit der operativen Ebene vorgenommen werden. Dabei sind detailliert formulierte Teilstrategien in den funktionalen Bereichen die Voraussetzung. Daraus leiten sich die mittel- und kurzfristigen Maßnahmen ab, die im Folgenden noch näher beschrieben bzw. deren mögliche Methoden aufgezeigt werden sollen. Die Voraussetzungen der erfolgreichen Umsetzung hängen im Wesentlichen von der Organisationsstruktur, der Unternehmenskultur, dem Managementsystem sowie dem Personal und den Führungskräften ab.[170]

Bei der Organisationsstruktur ist die Überprüfung der Stimmigkeit von Strategie und Struktur Voraussetzung. Bei der Implementierung der Strategie ist demnach darauf zu achten, inwieweit die Dimension der Organisationsstruktur, wie Spezialisierung, Koordination und Konfiguration, die Umsetzung unterstützen oder behindern.[171] Daneben beeinflusst die Unternehmenskultur bedeutend die Strategieimplementierung. Da die Unternehmenskultur als „Grundgesamtheit gemeinsamer Werte, Normen und Einstellungen, welche die Entscheidungen, die Handlungen und das Verhalten der Organisationsmitglieder prägen" verstanden wird, kann ihr eine Verhaltenssteuerungsfunktion zugesprochen werden. Somit ist im Verlauf der Strategieimplementierung die bestehende Kultur zu erfassen und mit der sich aus der Strategie ergebenden Kultur abzustimmen.[172] Zur Steuerung des Implementierungsprozesses nimmt die Ausrichtung des Managementsystems eine wichtige Rolle ein. Die Informations-, Kontroll- und Kommunikationssysteme sind so auszurichten, dass jederzeit klare und verlässliche Angaben über den Fortschritt der Strategieimplementierung, in den Teilbereiche erhoben werden können, um Abweichungen rechtzeitig erkennen zu können.[173] Zur Unterstützung können monetäre und nicht monetäre Anreizsysteme als Steuerungs- und Motivationsfunktion eingesetzt werden.[174] In letzter Instanz entscheiden das Personal und die Führungskräfte über den Erfolg. Somit ist zunächst das personelle Potenzial in qualitativer und quantitativer Hinsicht zu bestimmen und mit dem vorhandenen Personal zu vergleichen.[175]

Die Durchsetzung der strategischen Maßnahmen ist eine Kernaufgabe bei der Implementierung. Häufig sind festgefahrene Verhaltensweisen, Machtstrukturen sowie Werthaltungen und Denkstrukturen der Grund für das Scheitern. Ängste über die u. U. möglichen persönlichen Konsequenzen schaffen Barrieren, die bis zum Boykott führen können. Diese Ängste gilt es aufzulösen. Der frühzeitigen Information der Mitarbeiter kommt dabei eine entscheidende Bedeutung zu. Sie müssen die Ziele und wesentlichen Inhalte der Strategie kennen und sich damit auseinandersetzen können. Durch die Auseinandersetzung mit den Mitarbeitern können die Implementierungsbarrieren und deren Ursachen leichter entdeckt und aufgelöst werden.[176]

---

170 Vgl. Welge/Al Laham (1992), S. 390 ff.
171 vgl. Stonich (1982), S. 61 ff.
172 vgl. Hinterhuber (1989), S. 221 ff.
173 vgl. Wild (1982), S. 32
174 vgl. Becker (1987), S. 48 f.
175 vgl. Hinterhuber (1989), S. 138 ff.
176 vgl. Feucht (1996), S. 69 ff.

2.2.4.2 Planungsebenen im Rahmen der Strategieimplementierung

Da die strategische Planung im Wesentlichen auf qualitativen Informationen aufbaut, besteht in der operativen Umsetzung die Schwierigkeit der Überführung in ein konkretes Handeln. Es ergeben sich im Verhältnis von operativer und strategischer Planung gegenläufige Tendenzen. Zum einen muss die operative Planung soweit konkretisiert werden, dass für den Erfolg der Umsetzung kritische Handlungen im täglichen Handlungsvollzug des Unternehmens Berücksichtigung finden. Zum anderen stößt die Detaillierung dort auf Grenzen, wo sie der operativen Planung den Handlungsspielraum nimmt, die erforderlichen Maßnahmen zur Strategieverwirklichung sach- und zeitlogisch zu ordnen und auch die sich aus dem Tagesgeschäft ergebenden Notwendigkeiten zu erfüllen. Zur Motivation der Mitarbeiter ist vor allem auch die Förderung des eigenständigen strategie- und situationsgerechten Verhaltens wichtig.

Die Bewältigung der gegenläufigen Tendenzen bei der Überführung der strategischen zur operativen Planung kann durch eine **mittelfristige Projekt- und Programmplanung** erfolgen. In diesem Rahmen werden während des gesamten Lebenszykluses hinweg, durch Überführung der Strategien in mittelfristige Projekte, die Strategien laufend konkretisiert, budgetiert sowie kontrolliert. Somit nimmt die mittelfristige Projektplanung eine Brückenfunktion zwischen Strategie und operativer Planung ein. Daraus leiten sich **objektbezogene Planungen** ab. Hierunter ist z. B. die Investitionsplanung zu verstehen. Inhalte sind in diesem Beispiel die Planung und Kontrolle der Einzelinvestitionen sowie die Realisation und Kontrolle der Investitionen. Diese operativen Einzelplanungen werden in einer **langfristigen operativen Planung** zusammengeführt. Der Planung kommt die Aufgabe der Koordination im Hinblick auf die Ziele, Wirkungen und Ressourcenerfordernisse zu und diese werden sodann den einzelnen Funktionsbereichen zugeordnet. Das eigentliche operative Steuerungsinstrument der Unternehmensführung ist die kurzfristige operative Planung, die aus der langfristigen operativen Planung in Form von Jahresplänen und Budgets quantifiziert wird. Das Ergebnis der operativen Planung sind die Planbilanz und Planerfolgsrechnung, die auf der Konsolidierung und Koordination der kurzfristigen funktionalen Teilpläne basieren. Zu guter Letzt wird die Feinsteuerung über Quartals-, Monats- oder sogar Wochenpläne vorgenommen.[177]

---

177 vgl. Kirsch/Reglin (1991), S. 658 ff.

3 Beispielhafte Umsetzung im Krankenhaus

3.1 Der konzeptionelle Rahmen

Strategisches Management wird in Zukunft in deutschen Krankenhäusern zum Tagesgeschäft gehören. Kontinuierliches strategisches Controlling zählt dabei ebenso wie die Identifikation und Formulierung der Strategie zu den täglichen bzw. zu den regelmäßigen Aufgaben. Häufig ist jedoch Folgendes zu beobachten:

- Führungskräfte und Mitarbeiter identifizieren sich zu wenig mit der Strategie und den Zielen (bzw. diese sind gar nicht im Krankenhaus bekannt).
- Wenig Akzeptanz, keine Konsequenz sowie fehlende Transparenz führen zu Durchsetzungsproblemen, im Extremfall unterlaufen Widersacher die Strategie vorsätzlich.
- Mitarbeitern fehlt die vollständige, sichere und verständliche Informationsbasis.
- Strategien werden unterschiedlich interpretiert, Projekte laufen auseinander.
- Ein Monitoring fehlt oder findet zu spät statt, ist lückenhaft, fehlerhaft und ungenau.
- Die Machbarkeit wird nicht umfassend geprüft, die Messbarkeit scheitert am Aufwand für die Methodik.
- Zielkonflikte werden mangels vernetzter Betrachtung der operationalisierten Ziele nicht rechtzeitig erkannt.
- Der Termindruck führt in vielen Projekten zu Qualitätszugeständnissen, Projektergebnisse gehen an der ursprünglichen Zielsetzung mangels Zielkontrolle vorbei.

Das strategische Management muss systematisch die verschiedenen Bestandteile einer unternehmerischen Vision vernetzen. Strategien, Strategische Ziele, operative Ziele, Projekte, Aufgaben, Maßnahmen, Kompetenzen, Risiken sind Inhalte dieser Vernetzung. Ziel ist es, die dynamischen und komplexen Aufgaben der Krankenhausleitung transparent zu machen, und die Abhängigkeiten der oben genannten Sachverhalte darzustellen. Damit wird sichergestellt, dass das Führungsteam horizontal abgestimmte Ziele verfolgt und dass die strategischen Ziele in den nachfolgenden Hierarchien abgestimmt, abgeleitet und vernetzt werden. Reibungsverluste sowie Zielkonflikte werden reduziert, eine hohe Mitarbeitermotivation entsteht.

In unserer Empfehlung setzt sich das strategische Management aus drei unterschiedlichen Stufen zusammen:

1. Stufe   Strategie entwickeln
2. Stufe   Strategie implementieren
3. Stufe   Strategie controllen

Abbildung 7 verdeutlicht die oben genannten Stufen sowie die jeweils zugehörigen Aufgaben, die nacheinander in Form von Workshops zu erarbeiten sind.

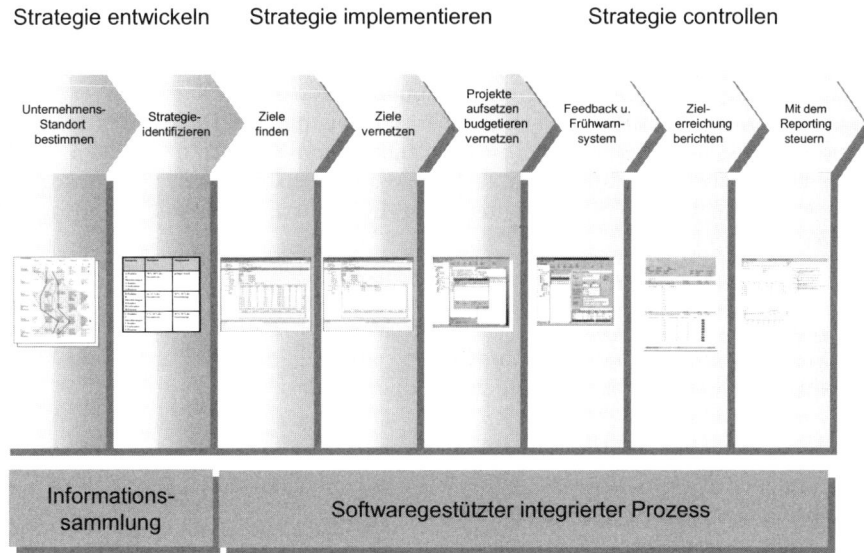

Abb. 7   Strategisches Management im Krankenhaus (Quelle: IWiG® ZS [ZielSystem])

3.1.1   1. Stufe: Strategie entwickeln

3.1.1.1 Unternehmens-Standort bestimmen

Zielanalyse

In dieser Phase werden Visionen, Leitbilder und Strategien des Krankenhauses identifiziert. Dabei werden die vorhandenen Informationen sowie die bisher daraus abgeleiteten strategischen Ziele der Betriebsleitung zusammengetragen. Weiterhin sind die Zielideen der Führungskräfte im Krankenhaus zu erheben und in der Software zur Auswertung zu erfassen. Schon vorhandene Messgrößen und Messmethoden werden dokumentiert. Die Schritte stellen sich wie folgt dar:

- Auftaktveranstaltung (Kick-Off-Meeting) mit der Betriebsleitung/Geschäftsführung zur Vorstellung des geplanten Projekts
- Schulung des Projektleiters im Umgang mit der Software im Rahmen eines eintägigen Seminars
- Identifikation von Vision, Leitbild, Strategiepapier und strategischen Zielen
- Abbildung der Organisationsstruktur des Krankenhauses in der Software
- Übernahme der Managementziele und Zielideen ausgewählter Führungskräfte des Krankenhauses in die Software

Nach Abschluss dieser Phase sind die vorhandenen strategischen Unternehmensziele in der Software dokumentiert.

Workshop

Der erste einleitende Workshop des strategischen Managements befasst sich mit dem Krankenhausprofil. Ein wirksames Wertesystem ist die Basis für normatives Management, doch Visionen, Leitbilder und Grundsätze sind nur wirksam, wenn ihre Sprache stimmt. Wir prüfen die Wirksamkeit mit einer softwaregestützten Visionsanalyse und stimmen die Leitbilder und Grundsätze auf die Vision ab. Das Ergebnis ist ein Wertesystem, das die Krankenhauspersönlichkeit zum Ausdruck bringt und von allen Führungskräften und Mitarbeitern verinnerlicht und repräsentiert werden kann.

In einem nächsten Schritt wird die Erfolgsfaktorenanalyse in den Kreativprozess integriert. Das Ergebnis dokumentiert die subjektive Umfeld- und Unternehmenseinschätzung der Führungskräfte sowie der Mitarbeiter und zeigt das Spektrum der Einschätzungen und die Teammittelwerte auf. Die grafische Darstellung (siehe Abbildungen 8 und 9) visualisiert den Handlungsbedarf.

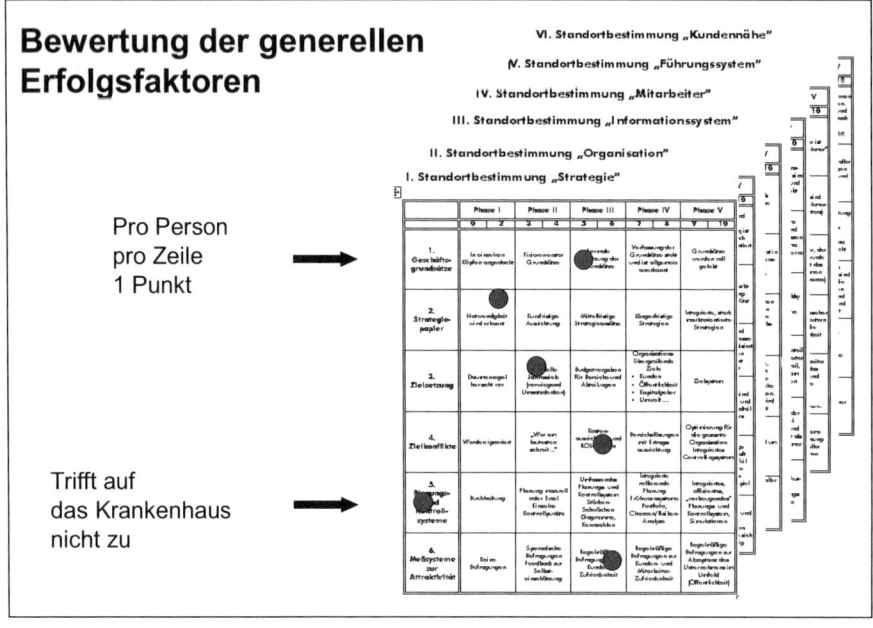

Abb. 8 Erfolgsfaktorenanalyse

Innerhalb einer Störfaktorenanalyse wird der kreative Prozess mit einer Metaplan-Kartenabfrage unterstützt. Die Daten aus den Workshops werden erfasst, die Analyse erfolgt online und die abgespeicherten Daten können weiterverwendet werden: z. B. als Grafiken in Präsentationen oder als Information im Risikomanagement.

Das Wertesystem sowie die Erfolgs- und Störfaktorenanalyse dienen unter anderem zur Ableitung der Strategie. Die Zielsetzung dieses ersten Workshops ist die zukunftsfähige Gestaltung der Dienstleistungen des betreffenden Krankenhauses, damit die Attraktivität des Hauses für Patienten, Mitarbeiter, Partner und Träger nachhaltig gewährleistet ist. Des Weiteren soll der Informationsstand über die subjektive Sicht der Mitarbeiter und Führungskräfte zu Erfolgsfaktoren erhöht werden. Die Auseinandersetzung mit den Themen schafft die notwendige Sensibilität zur Erarbeitung der spezifischen Strategie.

I. Standortbestimmung – Strategiesystem –

Mitarbeiter

	Phase I		Phase II		Phase III		Phase IV		Phase V	
	1	2	3	4	5	6	7	8	9	10
1. Werte-system	Visionen, Leitbilder und Führungsgrund-sätze sind in einzelnen Köpfen angedacht		…ist in seinen Ausprägungen unternehmens-weit erarbeitet und formuliert		Erste Abteilungs-grundsätze – (Missionen) sind aus dem Wertesystem abgeleitet		…hat die Einrichtung voll-ständig durch-drungen, alle erreicht und wird akzeptiert		…wird in der kompletten Ein-richtung ganz-heitlich gelebt	
2. Strate-gische Planung	Entscheidungen richten sich ausschließlich am Tages-geschäft aus		Die Notwendig-keit wird erkannt		Stärken und Schwächen sowie Chancen und Risiken (SWOT) werden einmal im Jahr analysiert		Eine klare Markt-/Leistungs-strategie ist ausgearbeitet und wird vom Management einstimmig umgesetzt		Ein Geschäfts-plan mit mehr-jährigem Realisierungs-konzept wird einstimmig um-gesetzt und kontinuierlich geprüft	
3. Zielplanung	Daumenregeln herrschen vor		Ziele beziehen sich größtenteils auf das Tages-geschäft und die operativen Pläne		Qualitative Ziele wie Mitarbeiter- und Kunden-zufriedenheit sind als Ziele messbar verankert		Die strategische Planung ist in Form von Zielen verankert		Alle relevanten Ziele (Finanzen, Kunden, Prozesse, MA, …) sind aufeinander abgestimmt und mit Verant-wortlichen vereinbart	
4. Ziel-Feedback	Rückmeldungen bezüglich geplanten Ziele sind angedacht		Spontane, eher nicht geplante Gespräche über die Erreichung von Einrich-tungszielen finden statt		…findet regelmäßig ein-mal im Jahr über Maßnahmen und Zielerrei-chung statt		…wird regelmäßig unterjährig geführt und in einem Gesprächs-Protokoll dokumentiert		…wird mindestens mo-natlich gegeben Soll-/Ist Abweichungen erörtert, Gegen-steuerungsmaß-nahmen dokumentiert	
5. kontinuier-liches Lernen	Keine grundlegende Planung, Um-setzung in Teil-bereichen gelegentliche Überprüfung kaum Verbes-serungen		Planungen abgeschlossen, Umsetzung weitestgehend durchgesetzt, kontinuierliche Überprüfung, regelmäßige Verbesserungen		…zusätzlich gefördert durch dialogisch ver-einbarte Ziele		…über Zielver-netzung sowie regelmäßige Zielprognosen, die mit Gegen-steuerungs-maßnahmen dokumentiert werden		…über vernetzte Ziele, mit Ziel-Prognosen, Maßnahmen-management und mehrjäh-riger Zielhistorie	
6. Messung der Ziele	…mit Finanz-kennzahlen Budgetab-weichungen und Fallstatistiken		…wie Kunden-, Mitarbeiterzu-friedenheit und Kompetenz ist in der Entwicklung		…ist ausge-wogen mit quantitativen und qualitativen Kenngrößen		…wird in einer zentralen Profil-Datenbank mit Kriterien und Aus-prägungen geführt und optimiert		…ist mit dem Zielsystem integriert	

Abb. 9   Ergebnis einer Bewertung Erfolgsfaktor „Strategiesystem"

3.1.1.2 Strategie identifizieren

Die Aufgabe der Strategieidentifizierung wird in Kapitel 3.2 „Instrumente und Methoden zur Entscheidungshilfe bzw. Strategieidentifizierung" umfassend abgehandelt.

3.1.2 2. Stufe: Strategie implementieren

3.1.2.1 Ziele finden

Innerhalb dieser Phase sind folgende Aufgaben zu erarbeiten:

- Sammeln und Erarbeiten von strategischen Stoßrichtungen nach Perspektiven
- Transformieren der Zielideen
- Erstellen einer Krankenhaus-Zielplanung
- Dokumentation genannter operativer Zielideen und Maßnahmen

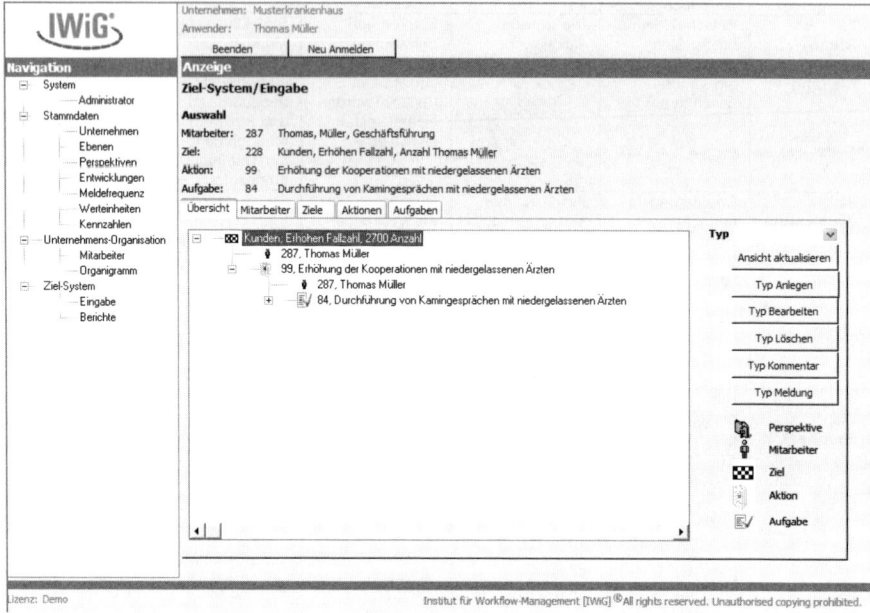

Abb. 10 Zieldefinition im IWiG® ZS [ZielSystem]

Die Schritte stellen sich wie folgt dar:

- Implementierung einer Software-Lösung im Krankenhaus
- Schulung der definierten Führungskräfte im Rahmen von internen Workshops oder externen Seminaren
- Coaching der Führungskräfte im Bereich Zielfindung, Zieldefinition und Zieltransformation zur klaren und eindeutigen Formulierung der operativen Ziele

- Entwickeln von Umsetzungsstrategien und Maßnahmen zu den operativen Zielen
- Zielklärungsgespräche und Vereinbaren von Feedback-Terminen
- Evaluierung erforderlicher Bewertungs- und Messsysteme für die „qualitativen und quantitativen Ziele"
- Definieren von Messgrößen und Messmethoden sowie Messsystemen
- Review des Projektschritts und Abstimmung der weiteren Vorgehensweise

3.1.2.2 Ziele vernetzen

Zur effizienten Steuerung des Unternehmens im Rahmen des strategischen Managements und zur Implementierung eines ganzheitlichen Führungssystems ist die vertikale Vernetzung der einzelnen Ziele des Managements erforderlich (Aufbau von Zielkaskaden). Die verwendete Software ermöglicht sowohl die vertikale als auch die horizontale Vernetzung, die im Hoshinprozess (s. Abbildung 11) gefordert wird.

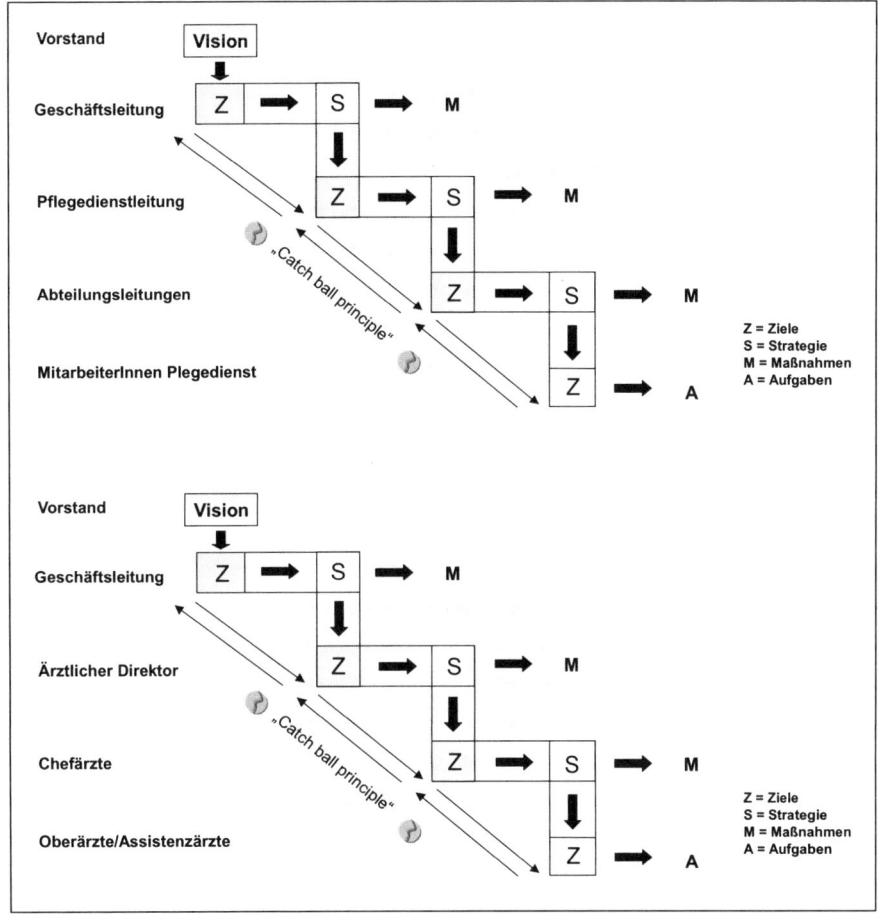

Abb. 11 Hoshinprozess (Quelle: in Anlehnung an Bungard/Kohnke, 2000, S. 79)

In dieser Phase werden die Abhängigkeiten der strategischen und operativen Ziele im Rahmen von Workshops ermittelt. Damit wird der Beitrag jeder einzelnen Führungskraft zur Gesamtstrategie deutlich. In den Vernetzungsworkshops werden Lücken in den operativen Zielen festgestellt, die zum Erreichen der strategischen Ziele erforderlich sind. Die Diskussion der Kriterien zur Vernetzung führt zum Verständnis der Prozesse, die im Unternehmen ablaufen. Zielkonflikte werden dabei transparent. Die Ursache-Wirkungsketten der Ziele werden in der Software grafisch dargestellt, die Begründungen zur Vernetzung werden dokumentiert. Die Schritte stellen sich wie folgt dar:

- Vorbereiten der abteilungs- und stationsübergreifenden Vernetzungsworkshops mit Festlegung der Teams und deren Zusammensetzung
- Ermittlung der Abhängigkeiten von strategischen und operativen Zielen sowie Aufbau von hierarchieübergreifenden Zielkaskaden (Vernetzung)
- Ermittlung der Signifikanz und Sicherheit der Zielverbindungen
- Review des Projektschritts und Abstimmung der weiteren Vorgehensweise

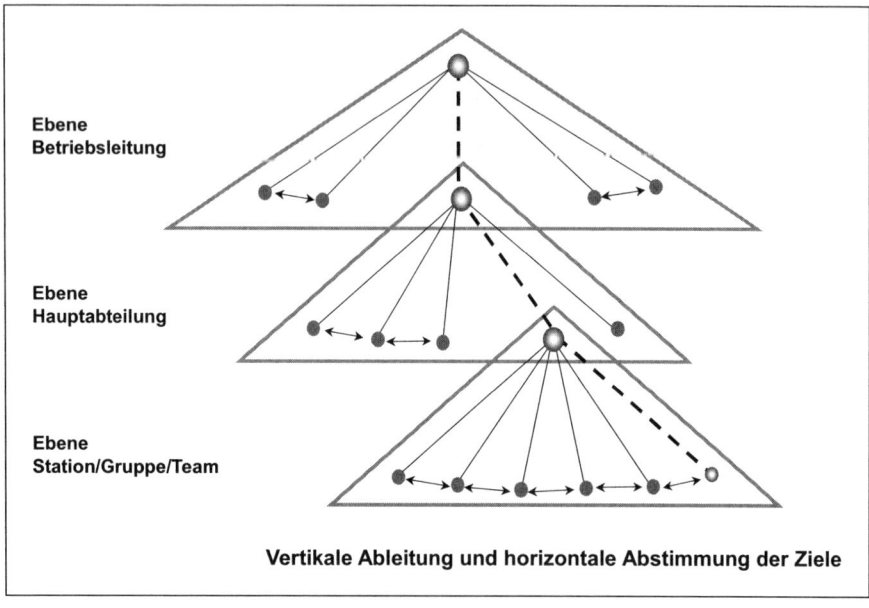

Abb. 12 Abstimmungsprozesse im Krankenhaus (Quelle: in Anlehnung an Bungard/Kohnke, 2000, S. 78)

3.1.2.3 Projekte aufsetzen, budgetieren und vernetzen

Bei der Umsetzung der strategischen Ziele eines Krankenhauses ergeben sich eine Reihe von Projektideen und Projekten, die zum Erreichen der Ziele erforderlich sind. In der verwendeten Software können umfangreiche Daten zu den Projekten erfasst werden. Projekte können budgetiert und mit den erfassten Daten auf ihren

Wirkungsgrad hinsichtlich der Erreichung strategischer Ziele überprüft werden. Für die Strukturierung, Priorisierung und Genehmigung von Projekten ist eine Software eine sinnvolle Unterstützung. Durch die Vernetzung der Projekte mit den Zielen erfolgt eine Ausrichtung der Einzelaktivitäten auf die unternehmerische Strategie. Die Schritte stellen sich wie folgt dar:

- Definition und Erfassung von Projekten zur Zielerreichung
- Zuordnung von Projektdaten und Budgets zu den Projektideen
- Vernetzung der Projektideen mit operativen und strategischen Zielen
- Vernetzung mit einem Projektmanagementsystem
- Vernetzung der Projektideen mit den strategischen Unternehmensprojekten

3.1.3   3. Stufe: Strategie controllen

Feedback- und Frühwarnsystem, Zielerreichung berichten, mit dem Reporting steuern

Nachdem die Ziele in der Software erfasst sind, kann das Feedbacksystem unternehmensweit initiiert werden. Das Feedback erfolgt über eine Controlling-Maske der Software. Über die Vernetzung der Ziele zu Zielkaskaden wird das Feedbacksystem zum Frühwarnsystem für das Management. Bei jedem Feedback dokumentieren die Zielverantwortlichen, ob das Ziel erreichbar bleibt, ob es gefährdet ist oder ob das Erreichen des Jahres-Soll-Werts bereits unmöglich ist. Jeder Ebene werden diese Warnsignale über das Ampelsystem angezeigt. In der Software können je nach Benutzer-Berechtigung die Ziele mit den vernetzten Unterzielen sowie Detailinformationen verfolgt und analysiert werden. Die Schritte stellen sich wie folgt dar:

- Schulung der Führungskräfte im Umgang mit dem Feedbacksystem
- Einrichten der Software
- Regelmäßige Erfassung der Feedback-Werte zur Zielerreichung mit Forecast durch die Zielverantwortlichen
- Review des Projektschritts und Abstimmung der weiteren Vorgehensweise

3.2   Instrumente und Methoden zur Entscheidungshilfe/Strategieidentifizierung

Nach dem allgemeinen Überblick über den gesamten Prozess wird im Folgenden das Hauptaugenmerk auf die Phase der Strategieidentifizierung gelegt. Hierbei werden die Methoden und Techniken zur Umsetzung näher erläutert.
Erfahrungsgemäß ist die Aufstellung eines konzeptionellen Rahmens zu Beginn einer Strategieidentifizierung von großer Wichtigkeit. Innerhalb dieses Rahmens ist zunächst das Projektmanagement zu klären. An dieser Stelle ist der Aufsichtsrat einzubinden und eine Steuerungs- bzw. Lenkungsgruppe einzuberufen. Die Größe

dieser Gruppe richtet sich nach der Größe des Unternehmens. Im Anschluss daran ist eine „Geschäftsstelle", die als zentrale Anlaufstelle sowie als Dienstleister rund um die administrativen Aufgaben des Projekts dienen soll, einzurichten und zu etablieren. Weiterhin ist die Auswahl einer externen Begleitung zu klären, ein Projektteam ist zu benennen und die Einbindung der Mitarbeitervertretung ist zu regeln. Ein weiterer wichtiger Punkt ist die Festlegung eines bestimmten Zeitraums, in dem die Strategieentwicklung stattfinden und mit dem Ziel der Strategieformulierung enden soll. Des Weiteren beinhaltet der Bereich Projektmanagement die Bestimmung von Richtlinienkompetenzen, darüber hinaus müssen allgemein gültige Verhaltensregeln aufgestellt und kommuniziert sowie Entscheidungsspielräume festgelegt werden. Während der gesamten Projektmanagementphase ist die Erarbeitung und Durchführung einer intensiven Kommunikation unter allen Beteiligten sehr wichtig, sie bildet den Grundstein für alle nachfolgenden Überlegungen.

Im Anschluss an die Klärung des Projektmanagements ist es die Aufgabe der Geschäftsleitung bzw. des Aufsichtsrats, „Leitplanken", die als Orientierungshilfen dienen sollen, zu erarbeiten. Weiterhin ist eine Darstellung der Ist-Situation zu betrachten und die Auftaktveranstaltung „Strategieentwicklung" ist in Zusammenarbeit mit der Lenkungsgruppe vorzubereiten. Innerhalb der Auftaktveranstaltung, an der die Betriebsleitung und ausgewählte Führungskräfte der unterschiedlichen Abteilungen als Projektteam teilnehmen sollten, sind den Beteiligten folgende Instrumente vorzustellen (und diese anschließend anzuwenden):

- **Instrumente zur Problemfeststellung,** hierzu gehören die ABC-Analyse (siehe Kapitel 3.2.1) und die Lücken-Analyse (siehe Kapitel 3.2.2).
- **Instrumente zur Ideen- und Alternativenfindung** beinhalten die Potenzial-Analyse (siehe Kapitel 3.2.3), die Chancen-/Risiken-Analyse (siehe Kapitel 3.2.4), die Portfolio-Analyse (siehe Kapitel 3.2.5) sowie die Umfeld-Analyse (siehe Kapitel 3.2.6).
- **Instrumente zur Bewertung und Auswahl von Lösungsvorschlägen** sind die K.O.-Kriterien (siehe Kapitel 3.2.7), die Argumentenbilanz (siehe Kapitel 3.2.8), die Kosten-/Nutzen-Analyse (siehe Kapitel 3.2.9) und die Nutzwert-Analyse (siehe Kapitel 3.2.10).[178]

Am Ende der Auftaktveranstaltung „Strategieentwicklung" ist gemeinsam mit dem Projektteam eine individuell auf das Unternehmen ausgerichtete strategische Stoßrichtung zu erarbeiten.

Abschließend ist es die Aufgabe der Lenkungsgruppe und der Geschäftsleitung, die innerhalb der Auftaktveranstaltung entstandene Konzeption zu sichten und zu bewerten. Der Aktionsplan bzw. die entstandene strategische Stoßrichtung ist zu verabschieden und die daraus resultierenden Verantwortlichkeiten sind zu benennen und auf alle beteiligten Personen zu verteilen.

Ein letzter wichtiger Punkt ist die Planung eines Review-Termins durch die Geschäftsleitung. Nur eine regelmäßige Kontrolle der aus der Strategieentwicklung resultierenden Maßnahmen und eine periodische Anwendung der unterschiedlichen Instrumente wirkt sich positiv auf das Unternehmen und seine Umwelt aus.

---

178 vgl. Daschmann (1996), S. 39

Zur Bewältigung der vielfältigen Analyseaufgaben benötigen das Krankenhaus bzw. der Controller Hilfsmittel. Folgende kontinuierlich anzuwendenden Instrumente lassen sich unterscheiden:

- ABC-Analyse
- Lücken-Analyse
- Potenzial-Analyse
- Chancen-/Risiken-Analyse
- Portfolio-Analyse
- Umfeld-Analyse
- K.O.-Kriterien
- Argumentenbilanz
- Kosten-/Nutzen-Analyse
- Nutzwert-Analyse

3.2.1   ABC-Analyse

Die ABC-Analyse ist ein Instrument, mit dem Schwerpunkte gebildet und Prioritäten festgelegt werden können. Sie eignet sich besonders für die Bewertung der wichtigen und weniger wichtigen Aufgaben bzw. Dienstleistungen. Beispielsweise kann mit Hilfe der ABC-Analyse erkannt werden, dass bestimmte Materialien, Dienstleistungen, Produktgruppen, Lieferanten oder Kundengruppen wichtiger sind als andere.[179] Diese sind übergeordnet und stellen einen größeren Wert für das Unternehmen dar.[180] Sie müssen, soweit noch nicht geschehen, optimiert und den Bedingungen optimal angepasst werden.[181]

Die ABC-Analyse ermöglicht es, eine unübersichtliche Menge an Informationen überzeugend und anschaulich nach Wichtigkeit zu strukturieren. Die Ergebnisse einer ABC-Analyse lassen sich mit Hilfe einer Pareto[182]- oder Lorenz-Kurve veranschaulichen.[183]

Mit Hilfe der ABC-Analyse wird eine Dreiteilung vorgenommen (siehe Tabelle 4):

- Eine kleine Menge von Elementen des Sachverhaltes (Kategorie A) hat einen großen Einfluss auf das der Analyse zugrundeliegende Kriterium.
- Eine deutlich größere Menge von Elementen (Kategorie C) hat einen geringen Einfluss.
- Der übrige, mittelgroße Teil (Kategorie B) hat einen mittleren Einfluss hinsichtlich des zugrundeliegenden Kriteriums.[184]

---

179 vgl. Vollmuth (1994), S. 14 f.; Schulte-Zurhausen (1999) S. 501 f.
180 vgl. Witt (2000), S. 150
181 vgl. Vollmuth (1994), S. 14 f.; Daschmann (1996), S. 15 f.
182 Die ABC-Analyse geht auf Vilfredo Pareto zurück. Dieser hatte entdeckt, dass nahezu für jedes Problem der wesentliche Einfluss (80 %) auf 20 % aller Einflussgrößen zurückzuführen ist.
183 vgl. Schulte-Zurhausen (1999), S. 502; Vollmuth (1994), S. 14
184 vgl. Schulte-Zurhausen (1999), S. 502

In der Praxis zeigt sich immer wieder, dass mit den ersten 5 bis 20 % des Einsatzes (Input) etwa 75 bis 80 % der Ergebnisse (Output) erreicht werden können. Dagegen bringen die restlichen 80 bis 95 % des Inputs nur noch etwa 5 bis 20 % der Gesamtleistung.[185]

Das Ziel einer ABC-Analyse ist es, die wesentlichen Dinge mit übergeordneter Bedeutung zu erkennen. Das Ergebnis besteht dann in einer wertmäßigen Unterscheidung und Klassifikation. Eine mögliche Klassifikation einer ABC-Analyse wird in Tabelle 4 dargestellt.[186]

Tab. 4   Beispiel für eine mögliche Klassifizierung bei der ABC-Analyse

Kategorien	Wertanteil	Mengenanteil
A-Produkte A-Dienstleistungen A-Kunden A-Lieferanten A-Prozesse	70 %–80 % des Gesamtwerts	geringer Anteil
B-Produkte B-Dienstleistungen B-Kunden B-Lieferanten B-Prozesse	ca. 15 % des Gesamtwerts	30 %–50 % der Gesamtmenge
C-Produkte C-Dienstleistungen C-Kunden C-Lieferanten C-Prozesse	5 %–10 % des Gesamtwerts	40 %–50 % der Gesamtmenge

Die A-Produkte, A-Dienstleistungen, A-Kunden, A-Lieferanten oder A-Prozesse sind in den Mittelpunkt aller weiteren strategischen Überlegungen und Entscheidungen zu stellen. Auf sie muss das Hauptaugenmerk gerichtet sein, und sie müssen bevorzugt behandelt werden.

Entweder kann hier viel gespart werden (z. B. durch eine Optimierung der A-Dienstleistungen) oder sie sind entscheidend für den zukünftigen Erfolg des Unternehmens (z. B. die A-Kundengruppen, die für den Großteil des Gesamtumsatzes sorgen).[187]

Zur Veranschaulichung der Vorgehensweise bei einer ABC-Analyse soll ein Beispiel aus dem Beschaffungsbereich dienen (vgl. Abbildung 13):

Für ein mittelständisches Unternehmen werden die zu beschaffenden Materialien in absteigender Rangfolge ihrer Werte in eine Grafik eingetragen. Abbildung 13 zeigt, dass in der Tat nur 20 % der Materialarten insgesamt 80 % des Materialgesamtwerts ausmachen, sie stellen die A-Produkte dar (im Beispiel „Aggregate" und

---

185 vgl. Vollmuth (1994), S. 26; Schulte-Zurhausen (1999), S. 502
186 vgl. Daschmann (1996), S. 15
187 vgl. Daschmann (1996), S. 15 f.

„Bolzen"). Weitere 30 % der unterschiedlichen Materialarten stellen 10 % des Gesamtwerts dar. Sie bilden die B-Produkte. Somit machen 50 % der Materialien
90 % des Gesamtwerts aus. Der restliche Teil (die verbleibenden 50 % der Materialarten) sind die geringwertigen C-Produkte.[188]

Der Zweck der ABC-Analyse liegt in diesem Beispiel in der Einteilung der Materialarten in verschiedene Klassen.

Der Lagerbestand der als hochwertig erkannten Materialien, der so genannten A-
Produkte, ist genau zu planen und zu optimieren, denn in ihm ist viel Kapital gebunden. Für die geringwertigen C-Produkte kann mit Hilfe eines einfachen Dispositions-
verfahrens sowie mit der Bildung von höheren Sicherheits- und Meldebeständen die
ausreichende Bevorratung sichergestellt werden. So kann eine Verzögerung im Pro-
duktionsprozess beispielsweise durch ein fehlendes, für das Endprodukt jedoch
wichtiges Kleinteil mit einem Wert im Centbereich ausgeschlossen werden.

Für die B-Produkte sollte dementsprechend ein mittleres Planungsniveau sichergestellt werden.[189]

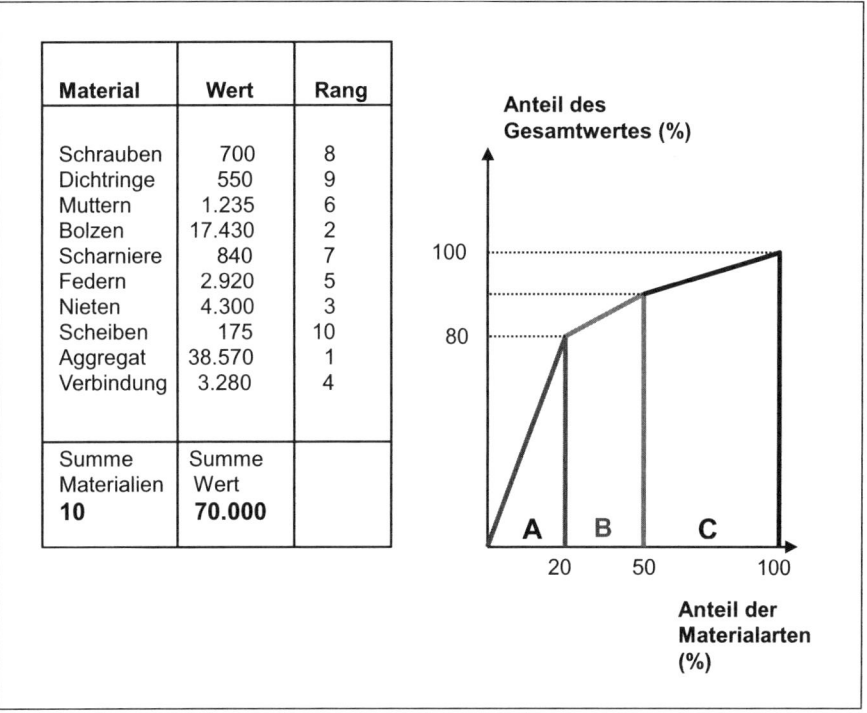

Abb. 13 Beispielhafte ABC-Analyse im Beschaffungsbereich (in Anlehnung an
Küpper, 1989, S. 235)

---

188 vgl. Daschmann (1996), S. 16 f.; Küpper (1989), S. 193 ff.
189 vgl. Daschmann (1996), S. 16 f.; Küpper (1989), S. 193 ff.

3.2.2 Lücken-Analyse

Allgemein bezeichnet eine „Lücke" die Differenz zwischen einem angestrebten und einem bereits erreichten Zustand.[190] Mit Hilfe der Lücken-Analyse (auch Gap-Analyse) kann dieser Zustand grafisch dargestellt werden.
Bei der Lücken-Analyse sollen „strategische Lücken" erkannt und geschlossen werden. Der Grundgedanke besteht darin, der erwarteten Entwicklung z. B. des Umsatzes, Gewinns oder einer Leistung eine gewünschte Entwicklung gegenüberzustellen (siehe Abbildung 14).[191] Dies geschieht mit Hilfe von zwei oder mehreren Entwicklungslinien, die auf jeweils unterschiedlichen Inhalten beruhen und deren Entwicklung von der Gegenwart bis zu einer absehbaren Zukunft reicht.[192]

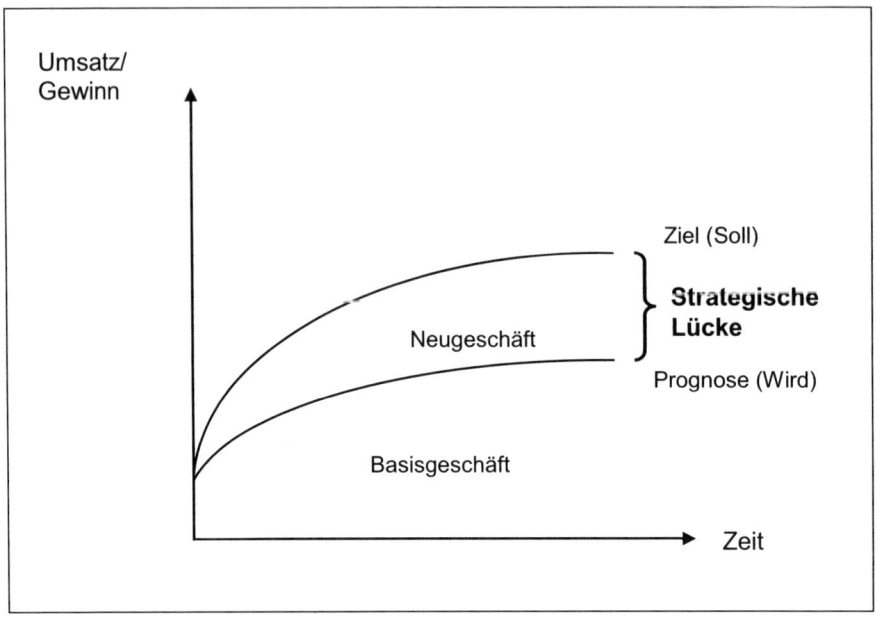

Abb. 14 Lücken-Analyse (in Anlehnung an Daschmann, 1996, S. 6)

In einem ersten Schritt muss von der Geschäftsleitung abgeschätzt werden, wie die Entwicklung in den jeweiligen Bereichen (z. B. Umsatz, Gewinn, Leistung) in der Zukunft verlaufen wird. Dieser Verlauf sollte mindestens fünf, besser jedoch zehn Jahre im Voraus prognostiziert und in einem Schaubild eingetragen werden. Die so entstehende Kurve beschreibt die wahrscheinliche Entwicklung des jeweiligen Untersuchungsbereichs ohne Berücksichtigung von strategischen Maßnahmen wie z. B. Markterschließung, Neukundengewinnung oder Produktinnovationen.

---

190 Kreikebaum (1991), S. 42
191 vgl. Daschmann (1996), S. 6; Kreikebaum (1991), S. 42
192 vgl. Ebert (1990), VII 2.1., S. 1; Vollmuth (1994), S. 294 ff.

Daraufhin muss in einem zweiten Schritt, der zuvor erstellten Entwicklungskurve ein Sollverlauf gegenübergestellt werden. Diese gewünschte Sollentwicklung muss nun abgeschätzt und ebenfalls in das Schaubild eingetragen werden.

Aus der Gegenüberstellung der beiden Kurven („Wird-Verlauf" und „Soll-Verlauf") ergibt sich nun als Ergebnis eine Differenz, die strategische Lücke genannt wird.[193] Das Auftauchen einer solchen Lücke zwischen einer Prognose (Wird) und einem Ziel (Soll) zeigt an, dass strategische Maßnahmen notwendig sind, um die Entwicklungen den Wunschvorstellungen anpassen und so die Lücke schließen zu können. Fichtel & Sachs setzten die Lücken-Analyse z. B. zur Produktlinienplanung ein.[194] Mit Hilfe eines Computermodells wurden Lücken bei einzelnen Produktlinien des Unternehmens ermittelt. Ausgegangen wurde dabei von einem festen Kalkulationsschemata. Mit dessen Hilfe konnten die Ergebnisse der nächsten zehn Jahre unter der Annahme, dass die Produktpalette zunächst unverändert bleibt, ausgerechnet werden.[195]

Die klassische Form der Lücken-Analyse ist das Zwei-Kurven-Modell (siehe Abbildung 15), welches aus einer Zielkurve und einer Prognosekurve besteht. Zunächst wird die Zielkurve festgelegt. Dies geschieht auf der Grundlage gegebener strategischer Zielsetzungen mit Hilfe quantifizierbarer Vorgaben für den gesamten strategischen Planungshorizont. Unabhängig davon erfolgt auf Basis der derzeitigen Planwerte eine Prognose in Form einer Hochrechnung bzw. einer Trendexploration, die ebenfalls über den gesamten Planungshorizont reicht.

Dabei geht die Prognosekurve von der Annahme aus, dass die in der Vergangenheit verfolgten Strategien bis zum Planungshorizont unverändert bleiben.[196]

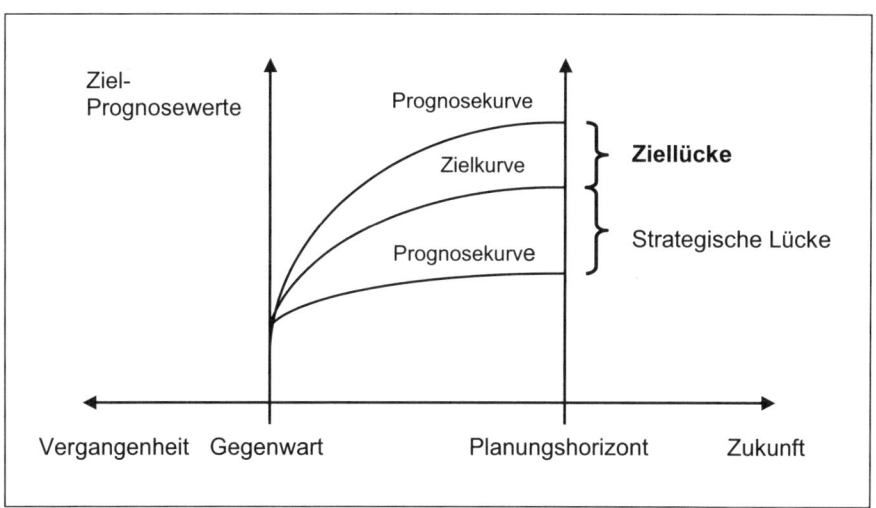

Abb. 15   Zwei-Kurven-Modell (in Anlehnung an Ebert, 1990, VII 2.1, S. 2)

---

193 vgl. Daschmann, (1996), S. 6; Kreikebaum (1991), S. 41 ff.
194 vgl. Welge/Al Laham (1992), S. 134
195 vgl. Daschmann (1996), S. 6; Bea/Haas (1997), S. 154 f.
196 vgl. Ebert (1990) VII 2.1, S. 2; Kreikebaum (1991) S. 41 ff.

Der Vergleich zwischen den beiden Kurven kann folgende Ergebnisse aufzeigen:

- Die Zielkurve liegt über der Prognosekurve, es entsteht eine **strategische Lücke**. Ziel ist nun, diese strategische Lücke, entweder mit Hilfe von vorhandenen oder neuen Strategien, zu schließen.
- Die Zielkurve liegt unter der Prognosekurve, es entsteht eine **Ziellücke**, d. h. ein strategischer Überschuss. Zur Schließung dieser Ziellücke sind die vorhandenen strategischen Zielsetzungen zu überprüfen.
- Die Zielkurve und die Prognosekurve sind deckungsgleich, d. h. die **Lücke ist gleich Null**. In diesem Fall ist eine Überarbeitung vorhandener Strategien bzw. eine Ausarbeitung neuer Strategien nicht erforderlich.[197]

Die Schließung einer strategischen Lücke erfordert oftmals neue Dienstleistungen und neue Märkte. Hierzu gehören im Krankenhausbereich beispielsweise die Umwandlung eines Krankenhauses in ein Dienstleistungszentrum für das Gesundheitswesen, die Einrichtung neuer Fachabteilungen oder die Anschaffung eines neuen medizinischen Großgeräts. Es müssen jedoch nicht immer neue Märkte und Leistungen geschaffen werden. Es gibt Situationen, in denen schon einfache Rationalisierungsmaßnahmen oder Umstrukturierungen in den einzelnen Abteilungen bzw. auf den Stationen zur Schließung der Lücke beitragen.

Die Lücken-Analyse kann im Krankenhaus in folgenden Bereichen sinnvoll eingesetzt werden:

- Fallzahlen des gesamten Krankenhauses bzw. einzelner Abteilungen
- einzelne Leistungen des gesamten Krankenhauses bzw. einzelner Abteilungen
- Vergleich einzelner DRG
- Bettenauslastung

Kritisch gesehen ist die Lücken-Analyse lediglich ein Instrument zur Problemfeststellung, es geht allein um das Erkennen eines strategischen Problems. Die Frage nach der Schließung einer strategischen Lücke bleibt unbeantwortet.[198]
Zur Schließung einer strategischen Lücke hat sich in der Praxis die so genannte „Z-Vorgehensweise" durchgesetzt. In Anlehnung an den amerikanischen Autor Ansoff stellt Abbildung 16 den Inhalt der „Z-Vorgehensweise" dar.[199] Bei der Schließung der strategischen Lücke gibt es demnach vier verschiedene Möglichkeiten. Durch die Gegenüberstellung von Märkten und Produkten und die Einteilung in gegenwärtige und neue Märkte bzw. Produkte entsteht eine Vier-Felder-Matrix.[200]
Handelt es sich um den Einsatz gegenwärtiger Produkte auf gegenwärtigen Märkten spricht man von einer **Marktdurchdringung**. Diese ist jedoch nur möglich, wenn die Sättigung des Markts mit dem gegenwärtigen Produkt noch nicht eingetreten ist. Beispiele für eine Marktdurchdringungsstrategie sind die Aktivierung bisheriger Nichtkäufer und die Erhöhung des Volumens je Kaufkraft.[201]

---

197 vgl. Ebert (1990), VII 2.1, S. 2
198 vgl. Daschmann (1996), S. 7; Pepels (2000), S. 41 f.
199 vgl. Daschmann (1996), S. 7; Pepels (2000), S. 38 ff.
200 vgl. Daschmann (1996), S. 9
201 vgl. Daschmann (1996), S. 9; Pepels (2000), S. 38 ff.; Kreikebaum (1991), S. 41 ff.

Die Erschließung neuer Märkte mit gegenwärtigen Produkten ist das Ziel der **Marktentwicklung.** Mit Hilfe der Marktentwicklungsstrategien sollen neue Marktbereiche erschlossen werden. Hierbei ergeben sich verschiedene Möglichkeiten, wie z. B. der Aufbau bislang nicht erschlossener Märkte oder die Erschließung bisher nicht berücksichtigter Marktsegmente.

Bei dem Einsatz neuer Produkte auf gegenwärtigen Märkten handelt es sich um eine **Produktentwicklung.**

Die Erschließung neuer Märkte mit neuen Produkten beinhaltet die **Diversifikationsstrategie.** In diesem Fall werden die Alternativen der Markterweiterung und der Produkterweiterung kombiniert, das Unternehmen geht mit neuen Produkten auf unbekannte Märkte.[202] In der Praxis wird oft folgender Weg eingeschlagen: Zunächst wird versucht, die Lücke mit Hilfe einer Marktdurchdringungsstrategie zu schließen. Erst wenn diese Bemühungen nicht mehr ausreichen, sollten Maßnahmen der Markt- bzw. Produktentwicklung ergriffen werden.

Die Diversifikationsstrategie ist die riskanteste Methode, da man sich hier mit neuen Produkten auf neue Märkte wagt.[203] Mit ihr können große Gewinne erzielt werden, sie kann aber auch Verluste mit sich bringen. Die Gefahr, auf fremden Märkten zu scheitern und den Überblick zu verlieren, ist nicht zu missachten.[204]

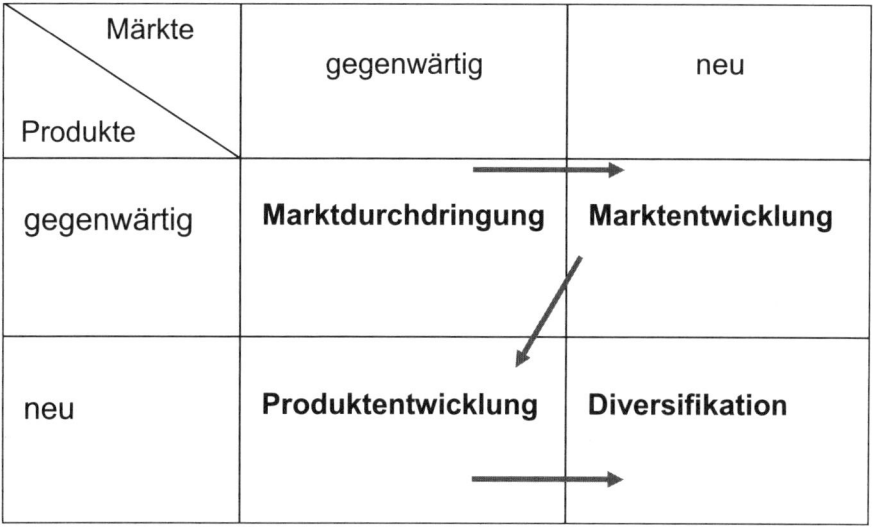

Abb. 16 Schließung von strategischen Lücken mit Hilfe der „Z-Vorgehensweise" (Ansoff-Matrix; in Anlehnung an Daschmann, 1996, S. 7)

---

202 vgl. Pepels (2000), S. 40; Daschmann (1996), S. 9
203 vgl. Daschmann (1996), S. 9
204 vgl. Pepels (2000), S. 40

Abschließend ist festzustellen, dass die Lücken-Analyse ein relativ grobes Instrument ist, welches durch weitere Analysen und Prognosen ergänzt werden muss. Der Einsatz der Portfolio-Analyse (siehe Kapitel 3.2.5) stellt z. B. eine sinnvolle Erweiterung der Lücken-Analyse dar.[205]

3.2.3 Potenzial-Analyse (Stärken-/Schwächen-Analyse)

Ob ein Unternehmen am Markt erfolgreich sein kann oder nicht, hängt von verschiedenen Kriterien ab, die mit Hilfe der Potenzial-Analyse geprüft werden können.[206] Die Potenzial-Analyse versucht die Stärken und Schwächen eines Unternehmens offen zu legen.[207]
Dabei soll sichergestellt werden, dass die eigenen Stärken im Vergleich zum Mitbewerber erkannt und ausgebaut, eigene Schwächen jedoch reduziert werden.[208] Ein Unternehmen ist umso konkurrenzfähiger, je effektiver es seine individuellen Stärken nutzt und je schneller es alle Schwachstellen beseitigen kann.[209]
Die Potenzial-Analyse darf sich jedoch nicht nur auf die Beurteilung der momentanen Situation (Wo stehen wir heute? Wie sind wir hierher gekommen?) beschränken. Vielmehr muss aufgezeigt werden, was das Unternehmen mit seinen aktuellen und potenziellen Ressourcen angesichts der sich abzeichnenden Veränderungen in der Umwelt tun kann bzw. tun muss, um sich gegen die Wettbewerber durchsetzen und sich so eine optimale Marktposition sichern zu können.[210]

Die Durchführung einer Potenzial-Analyse beinhaltet folgende Schritte:
In einem **ersten Schritt** sollte die Unternehmensleitung gemeinsam mit den Führungskräften einen Kriterienkatalog erarbeiten, der die Hauptuntersuchungspunkte beinhaltet, die erfüllt werden müssen, um erfolgreich am Markt operieren zu können.[211]
Der zweite Schritt beinhaltet die Bewertung der eigenen Stärken und Schwächen mit Hilfe eines Polaritätsprofils (auch Stärken-/Schwächen-Profil genannt). Dabei wird das eigene Unternehmen mit dem oder den stärksten Wettbewerber(n) verglichen. Kriterien, die in der eigenen Unternehmung verglichen mit dem Wettbewerber besser bewertet werden, spiegeln sich in den Skalenwerten +1, +2, +3 wider. Bei einer schlechteren Position gegenüber dem Mitbewerber werden die Skalenwerte -1, -2, -3 verwendet. Der Skalenwert 0 zeigt den Gleichstand des eigenen Unternehmens mit dem Wettbewerber an. Die jeweiligen Werte werden nun durch ein Kreuz in der entsprechenden Zeile markiert. Die Verbindung der einzelnen Kreuze ergibt anschließend das Profil der Stärken und Schwächen der eigenen Unternehmung im Vergleich zum Wettbewerber (siehe Abbildung 17).[212]

---

205 vgl. Kreikebaum (1991), S. 44
206 Vollmuth (1994), S. 269
207 vgl. Vollmuth (1994), S. 269; Schirmer (1998), S. 75
208 vgl. Dézsy/Schwanzer (1993), S. 44
209 vgl. Vollmuth (1994), S. 269
210 vgl. Hauke (1993), Abschnitt 6, S. 8
211 vgl. Hauke (1993), Abschnitt 6, S. 9
212 vgl. Hauke (1993), Abschnitt 6, S. 9; Schirmer (1998), S. 75

Abschließend erfolgt die gemeinsame Diskussion und Auswertung des Stärken-/ Schwächen-Profils und die Durchführung eines Brainstormingprozesses, bei dem Maßnahmen entwickelt werden, die aufzeigen sollen, wie Schwächen beseitigt und Stärken in der Zukunft noch besser genutzt werden können. Diese beim Brainstorming entwickelten Ideen sind nun in die Kategorien „sofort durchführbar", „langfristig durchführbar" und „nicht durchführbar" einzuteilen.

Somit hat die Unternehmensleitung eine strukturierte Basis für die später einzuleitenden Maßnahmen.[213]

Die bildhafte und damit plastische Umsetzung der gewonnenen Ergebnisse mittels der oben gezeigten Profildarstellung (vgl. Abbildung 17) ist häufig sehr wichtig, da durch die Veranschaulichung meist Diskussionen angeregt werden. Die Visualisierung lässt den Betrachter sofort erkennen, wo die eigenen Stärken sowie betriebliche Schwächen liegen.[214] Stärken und Schwächen springen im wahrsten Sinne des Wortes ins Auge.[215] Die jeweiligen Ansatzpunkte für Maßnahmen im Rahmen der strategischen Planungs- und Realisierungsphase werden erkennbar.

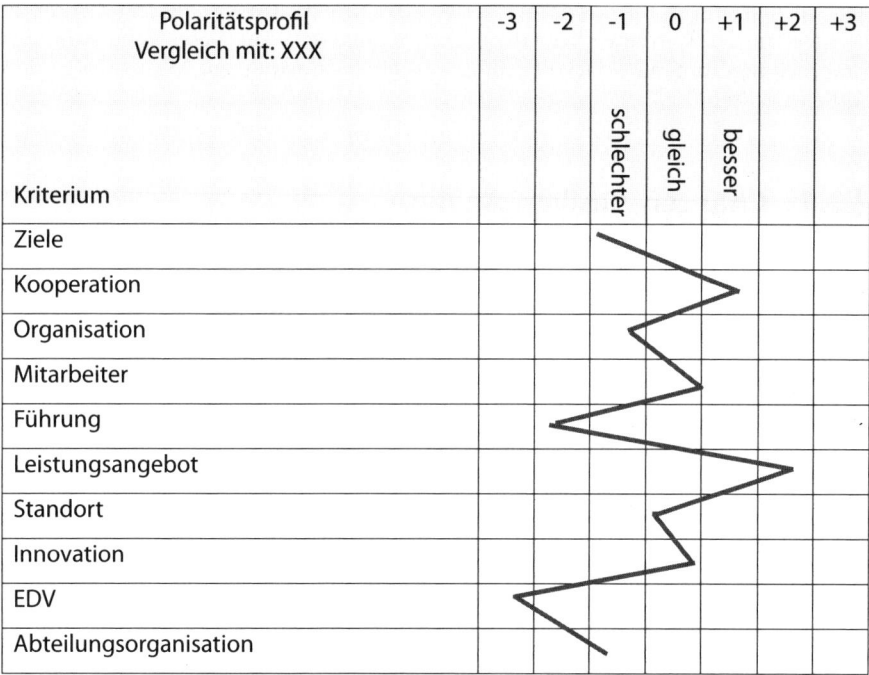

Abb. 17 Beispiel eines Stärken-/Schwächen-Profils

---

213 vgl. Hauke (1993), Abschnitt 6, S. 9; Heimerl-Wagner/Köck (1996), S. 364 ff.; Sidamgrotzki (2000), S. 125 f.

214 vgl. Daschmann (1996), S. 117; Heimerl-Wagner/Köck (1996), S. 364 ff.

215 Daschmann (1996), S. 117

Eine absolut objektive Einschätzung der einzelnen Teilbereiche kann es trotz allem Bemühen nicht geben. Allerdings geht es bei der Potenzial-Analyse primär auch gar nicht darum, zu einer hundertprozentig exakten und wissenschaftlich einwandfreien Beurteilung zu kommen. Ob einem Kriterium letztendlich nun ein Stärkenwert von +3 oder von +2 zugeordnet wird, ist unwichtig.[216] Vielmehr geht es darum, eine grundsätzliche Richtung aufzuweisen und alle Beteiligten aufmerksam zu machen für die eigenen Stärken und Schwächen.

Ein wichtiger Punkt ist darüber hinaus die Tatsache, dass alle Teilnehmer, im Rahmen der Potenzial-Analyse gezwungen sind, das Unternehmen und die aufgestellten Kriterien ausführlich zu analysieren. Häufig wird hier zum ersten Mal darüber nachgedacht, ob man in bestimmten Teilbereichen einen Wettbewerbsvorteil oder -nachteil besitzt.

Ein weiterer wichtiger Aspekt der Potenzial-Analyse ist, dass sich das Unternehmen im direkten Vergleich zum Wettbewerber beurteilen muss. Somit wird der Blick offener und schweift zwangsläufig über die eigenen engen Betriebsgrenzen hinweg und eine stärkere Wettbewerbsorientierung der Mitarbeiter ist zu erkennen. Gleichzeitig ergibt sich daraus der positive Effekt, sich stärker über die Vorgehensweisen der Wettbewerber informieren zu müssen. Auf diese Weise kann das Unternehmen im Sinne eines Benchmarkings viele Anstöße zur Verbesserung von Außen erhalten.[217]

3.2.4 Chancen-/Risiken-Analyse

Die Chancen-/Risiken-Analyse durchleuchtet verschiedene Umweltfaktoren, die in Verbindung mit dem zu analysierenden Unternehmen stehen, im Hinblick auf ihre Zukunft bzw. Zukunftsperspektiven für das Unternehmen. Sie unterscheidet sich von der Stärken-/Schwächen-Analyse (auch Potenzial-Analyse, vgl. Kapitel 3.2.3) dadurch, dass nicht die Situation des eigenen Unternehmens zur Konkurrenz untersucht, sondern vielmehr die eigene Situation relativ zur Marktentwicklung gesehen wird. Hierbei wird die Gegenwart häufig durch Szenarien in die Zukunft fortgeschrieben.[218]
Chancen ergeben sich dort, wo das Unternehmen Positives aus der Umweltsituation nutzen kann. Risiken ergeben sich aus Umweltsituationen, die ein Unternehmen beeinträchtigen. Als Analysegrößen können z. B. demografische, kulturelle, gesamtwirtschaftliche, politische und technologische Gegebenheiten in Frage kommen.[219]
Folgende Vorgehensweise ist im Rahmen einer Chancen-/Risiken-Analyse empfehlenswert:

- Auswahl der für das eigene Unternehmen in Bezug auf die Marktentwicklung relevanten Kriterien.

---

216 vgl. Daschmann (1996), S. 117 f.
217 vgl. Daschmann (1996), S. 118
218 vgl. Pepels (2000), S. 50 f.; Horváth & Partner (1998), S. 172
219 vgl. Pepels (2000), S. 50

- Bestimmung der Art der Auswirkungen (Chance bzw. Risiko) der jeweiligen Marktentwicklung auf das eigene Unternehmen.
- Positive Auswirkungen werden als Chancen, negative Auswirkungen als Risiken definiert.
- Für jedes Kriterium wir festgestellt, ob die Chancen oder die Risiken überwiegen.
- Jedes Kriterium wird in einem Chancen-/Risiken-Profil abgetragen.
- Kriterien, bei denen die Chancen überwiegen, sind zu überdenken.
- Kriterien, bei denen die Risiken überwiegen, sind zu bremsen.[220]

Eine Möglichkeit zur Darstellung eines Chancen-Risiko-Profils zeigt Abbildung 18.

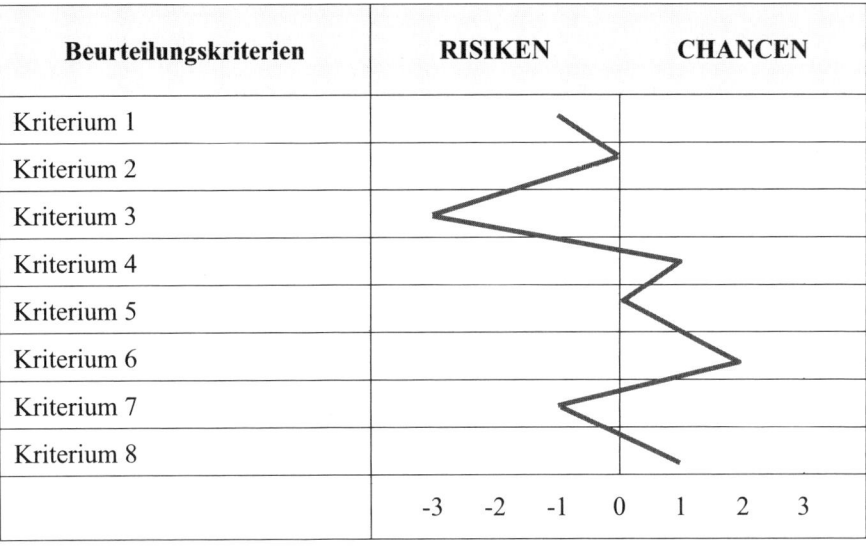

Abb. 18   Beispiel eines Chancen-Risiko-Profils

3.2.5   Portfolio-Analyse

Die Portfolio-Analyse ist ein traditionell weitverbreitetes Instrument zur Strategieentwicklung. Sie stammt ursprünglich aus dem Bankwesen bzw. aus der Kapitalmarkttheorie (Portefeuille-Theorie) und wurde in den 60er- und 70er-Jahren von US-amerikanischen Consulting-Gesellschaften (BCG, McKinsey, Arthur D. Little) auf die Strategieberatung übertragen.

Im Rahmen der Kapitalmarkttheorie kommt der Portfolio-Analyse die Aufgabe zu, eine optimale Zusammensetzung eines Wertpapierpakets im Hinblick auf die Kriterien „Rendite" und „Risiko" unter Berücksichtigung der Risikopräferenz des Wertpapierinhabers zu gewährleisten. Ziel ist es, die unterschiedlichen Wertpapie-

220 vgl. Pepels (2000), S. 50 f.

re je nach Risikopräferenz des Wertpapierinhabers so zusammenzustellen, dass sich daraus eine optimale Kombination aus Risiko und Rendite ergibt.[221]

Die Portfolio-Technik hat sich im Laufe der Zeit in unterschiedlichen Varianten entwickelt. Marktanteils-/Marktwachstumsportfolio (Boston-Portfolio), Wettbewerbs-/Lebenszyklus-Portfolio, Technologie-Portfolio, Marktattraktivitäts-/Wettbewerbsvorteil-Portfolio (McKinsey-Portfolio) sind einige der heute gängigen Methoden.[222]

Zu den bekanntesten Portfolio-Darstellungen gehören jedoch das McKinsey-Portfolio und das Boston-Consulting-Group-Portfolio, beide benannt nach den gleichnamigen Unternehmensberatungen, die diese Analyseinstrumente in die betriebswirtschaftliche Praxis umgesetzt haben.[223]

Die Portfolio-Technik kann auch für das Krankenhaus von großem Nutzen sein, da typischerweise eine optimale Mischung des Leistungsprogramms im Hinblick auf das Gesamtbetriebsergebnis erforderlich ist. Im Krankenhausbereich müssen allerdings, anders als in vielen anderen Bereichen, die begrenzten Freiheitsgrade hinsichtlich der Gestaltung des individuellen Angebots berücksichtigt werden. Es gibt einen festgeschriebenen Versorgungsauftrag, der eingehalten werden muss.[224]

Am ehesten übertragbar auf den Bereich Krankenhaus ist nach Auffassung verschiedener Autoren[225] das McKinsey-Portfolio (Marktattraktivitäts-/Wettbewerbsvorteil-Portfolio), sodass sich die nachfolgenden Ausführungen hierauf konzentrieren werden.[226]/[227]

Mit Hilfe des McKinsey-Portfolios können strategische Leistungseinheiten (SLE) bzw. strategische Geschäftseinheiten (SGE) im Hinblick auf unternehmensinterne (beeinflussbare) und unternehmensexterne (nicht oder nur gering beeinflussbare) Kriterien bewertet werden.

Dies geschieht mit Hilfe einer Neun-Felder-Matrix, die durch die Verknüpfung von drei Ausprägungsgraden (niedrig, mittel, hoch) entsteht. Die einzelnen SGE müssen nun in dieser Matrix positioniert werden. Somit kann eine Analyse des vorhandenen Leistungsprogramms erfolgen. Diese Analyse ist die Grundlage für die spätere Strategieentwicklung.[228]

Strategische Geschäftseinheiten bzw. strategische Leistungseinheiten sind im Krankenhausbereich z. B. einzelne medizinische Kliniken, einzelne Abteilungen oder auch die unterschiedlichen Entgeltbereiche, einzelne Entgeltformen bzw. einzelne DRGs.[229]

Die Grundform des McKinsey-Portfolios ist in Abbildung 19 dargestellt.

---

221 vgl. Braun (1999), S. 405; Horváth (1994), S. 249
222 vgl. Braun (1999), S. 405 f.; Horváth & Partner (1998), S. 176
223 vgl. Trill (1996), S. 98
224 vgl. Trill (1996), S. 98
225 vgl. Trill (1996), S. 98; Braun (1999), S. 406
226 Interessenten seien bezüglich des Boston-Portfolios (Marktanteil-/Marktwachstums-Portfolio) auf Hinterhuber (1992, Unternehmensführung I und II), Ehrmann (1995, Planung) und andere Autoren zur Unternehmensplanung verwiesen.
227 vgl. Trill (1996), S. 98
228 vgl. Braun (1999), S. 406
229 vgl. Trill (1996), S. 98 f.

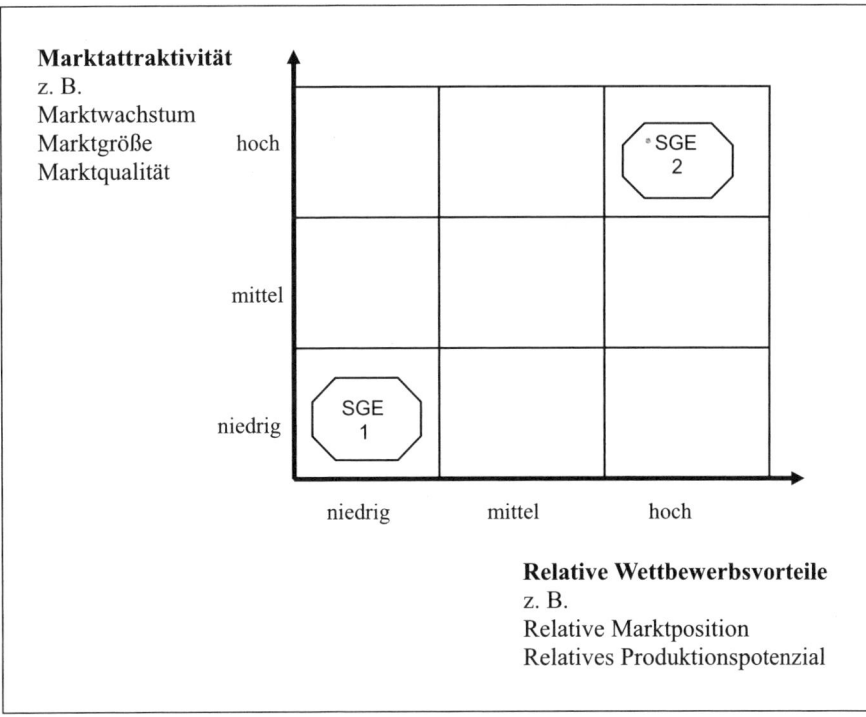

Abb. 19 Grundform des McKinsey-Portfolios (in Anlehnung an Trill, 1996, S. 99)

Zur Verdeutlichung der oben angesprochenen Positionierung der einzelnen SGE sind in Abbildung 19 zwei strategische Geschäftseinheiten grafisch dargestellt.
Die **SGE 1** ist gekennzeichnet durch eine niedrige Marktattraktivität und niedrige relative Wettbewerbsvorteile. Diese Kombination stellt eine eher ungünstige Ausgangssituation für diese SGE dar. Die Position der SGE 1 bzw. des Unternehmens oder einer einzelnen Abteilung ist vielmehr durch Schwächen als durch Stärken gekennzeichnet, auch von Seiten des Markts sind keine Chancen wahrnehmbar. Im Gegensatz hierzu ist die **SGE 2** in einer äußerst positiven Ausgangssituation. Sie befindet sich in einem Markt mit hoher Marktattraktivität (chancenreich) und gleichzeitig hohen relativen Wettbewerbsvorteilen (Stärken des Unternehmens). In der dargestellten Situation wäre es nun sinnvoll, sofern hier eine Wahlfreiheit besteht, in die SGE 2 zu investieren.[230]

Dieser für das Unternehmen wertvolle Hinweis (Investieren in eine erfolgverspre-chende Strategie) wird im Rahmen der Portfolio-Technik auch als „Normstrate-gie" bezeichnet. Mit ihr empfohlene Strategien sind in der Regel erfolgverspre-chend. Wichtig ist in diesem Zusammenhang jedoch, dass das Management nicht auf unter Umständen notwendige Betrachtungen der Spezifika verzichtet. Norm-

---

230 vgl. Trill (1996), S. 98 f.

strategien sollen demnach Entscheidungshilfen geben, dem Management das Denken jedoch nicht abnehmen. Die Normstrategien des McKinsey-Portfolios werden in Abbildung 20 verdeutlicht.[231]

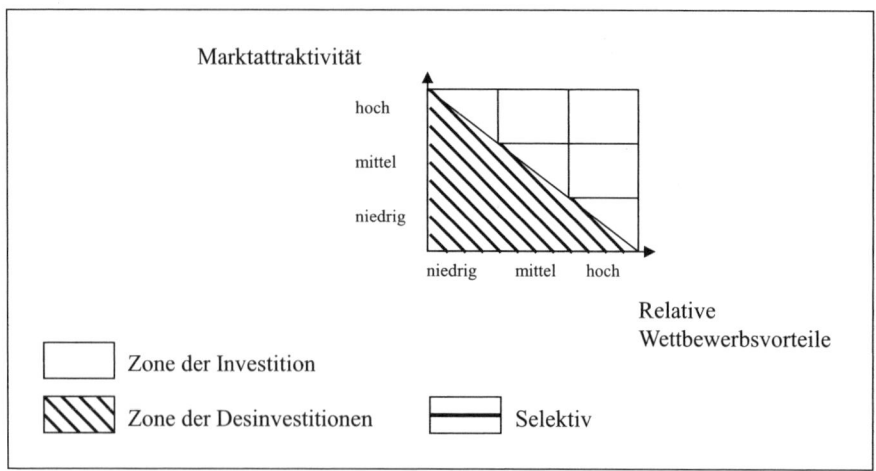

Abb. 20 Normstrategien im McKinsey-Portfolio (in Anlehnung an Trill, 1996, S. 100)

Wenn auch, wie bereits erwähnt, die Freiheitsgrade hinsichtlich der Umsetzung der Normstrategien im Krankenhaus geringer ausfallen, als in vielen anderen Bereichen, so kann jedoch die Positionierung der SGE in einem Portfolio den Entscheidungsträgern wertvolle Hinweise auf mögliche Strategien und Maßnahmen geben.

Durch die unterschiedlichen Größen der einzelnen, in das Portfolio eingezeichneten SGE kann die Bedeutung der Umsetzung für das Krankenhaus verdeutlicht werden. Abbildung 21 zeigt medizinische Fachbereiche, die als SGE in einem Portfolio dargestellt werden[232], aufgrund der Normstrategien ergeben sich die folgenden denkbaren Strategien:

Die **Neurochirurgie** sollte gefördert und in sie sollte weiterhin investiert werden.

Die **Chirurgie** und die **Gynäkologie** befinden sich in der selektiven Zone. Hier muss individuell für beide Abteilungen entschieden werden, welche Maßnahmen zur Erhöhung des relativen Wettbewerbsvorteils Anwendung finden sollen. Die Verbesserung der Marktattraktivität ist nur eingeschränkt möglich, da sie in der Regel extrem normiert ist. Das Krankenhaus hat jedoch die Möglichkeit, durch Spezialisierungen einzelne Marktsegmente der Gynäkologie mit besonderem Know-how zu besetzen.[233] Sind die Fähigkeiten des hier dargestellten Krankenhauses in dem Bereich Gynäkologie sehr hoch, so erscheint die oben dargestellte Strategie als durchaus sinnvoll.

---

231 vgl. Trill (1996), S. 98 f.; Horváth (1994), S. 249
232 vgl. Trill (1996), S. 98 f.
233 vgl. Trill (1996), S. 98 f.

Die Situation der **Inneren Medizin** ist eine eher ungünstige für das dargestellte Krankenhaus. Hier trifft eine niedrige Marktattraktivität auf gering ausgeprägte relative Wettbewerbsvorteile. Ein Unternehmen mit entsprechendem Freiraum würde sich in diesem Fall zumindest mittelfristig von der SGE trennen. Dies ist aufgrund des Versorgungsauftrags im Krankenhausbereich jedoch nicht möglich. Es sollte in diesem Fall dennoch versucht werden, die relativen Wettbewerbsvorteile durch z. B. neue Behandlungsmethoden oder besonders qualifizierte Ärzte zu stärken.[234]

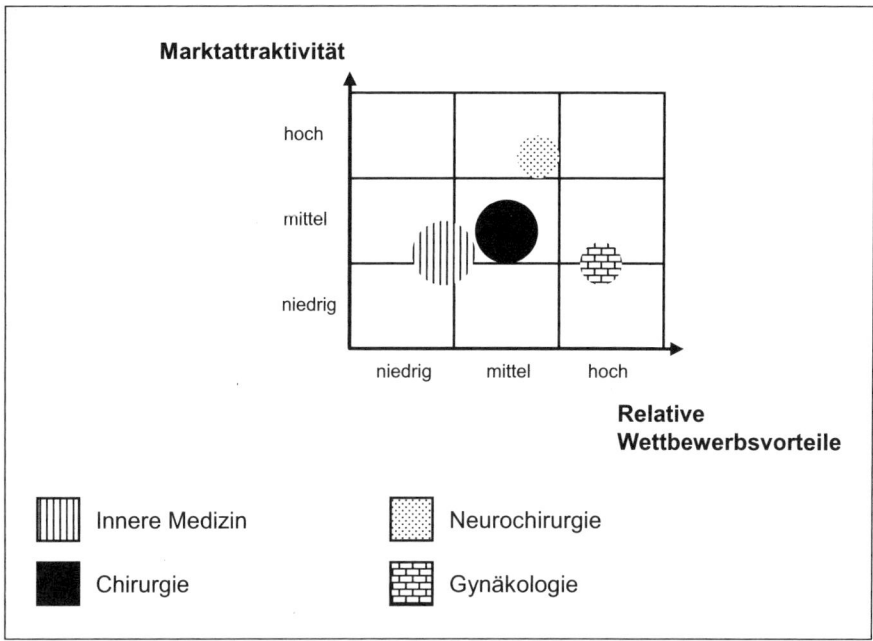

Abb. 21 Beispiel eines McKinsey-Portfolios für ein Krankenhaus (in Anlehnung an Trill, 1996, S. 101)

Hinsichtlich der gewonnenen Erkenntnisse zeigt sich ein großer Vorteil der Portfolio-Methode in ihrer einfachen Darstellung und damit leichten Kommunizierbarkeit. Von Nachteil ist allerdings, dass nur jeweils zwei der vielen beeinflussbaren Dimensionen bzw. Einflussgrößen betrachtet werden können. Daraus resultiert eine eher schematisch standardisierte Strategieauswahl.[235]

---

234 vgl. Trill (1996), S. 98 f.
235 vgl. Horváth (1994), S. 250

3.2.6 Umfeld-Analyse

Mit Hilfe der Umfeldanalyse sollen der Unternehmensleitung möglichst genaue, sichere und vollständige Informationen über das betriebliche Umfeld zur Verfügung gestellt werden. Die Prognose und Analyse der Umweltbedingungen bezieht sich sowohl auf das Unternehmen als Ganzes als auch auf die einzelnen strategischen Geschäftseinheiten.[236]

Die Umfeldanalyse bildet die Grundlage zur Erarbeitung eines Chancen- und Risikoprofils; mit ihr wird ergründet: Wie sieht die Umwelt aus und welche Stellung nimmt das eigene Unternehmen in ihr ein? Die Umfeldanalyse ist ein wichtiger Grundstein für die strategische Planung, aus ihr lassen sich zukünftige Ziele ableiten. Um die unterschiedliche Bedeutung der einzelnen Umweltfaktoren und deren zukünftige Entwicklung differenzierter analysieren zu können, ist eine Abgrenzung der verschiedenen Umweltschichten sinnvoll. Eine mögliche Einordnung bzw. Strukturierung zeigt Abbildung 22.[237]

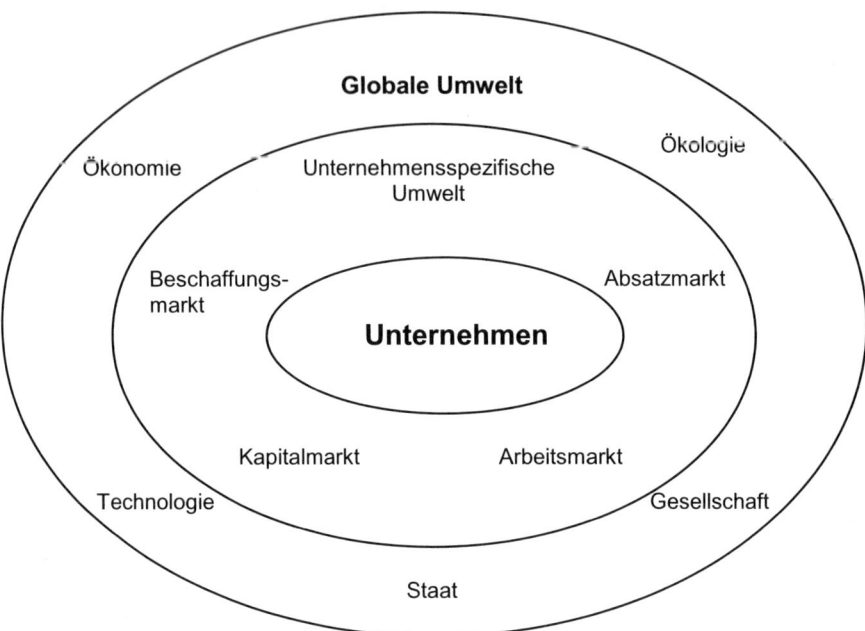

Abb. 22   Einbettung der Unternehmung in die Umwelt (in Anlehnung an Peemöller, 1997, S. 107)

236 vgl. Peemöller (1997), S. 106
237 vgl. Peemöller (1997), S. 106

Das eigene Unternehmen ist in eine enge Wettbewerbsumwelt eingebettet, die durch die Branche und den relevanten Markt geprägt ist. Diese ist wiederum Bestandteil der globalen Umwelt. Die Einbettung eines Krankenhausbetriebs wird in Abbildung 23 dargestellt.[238]

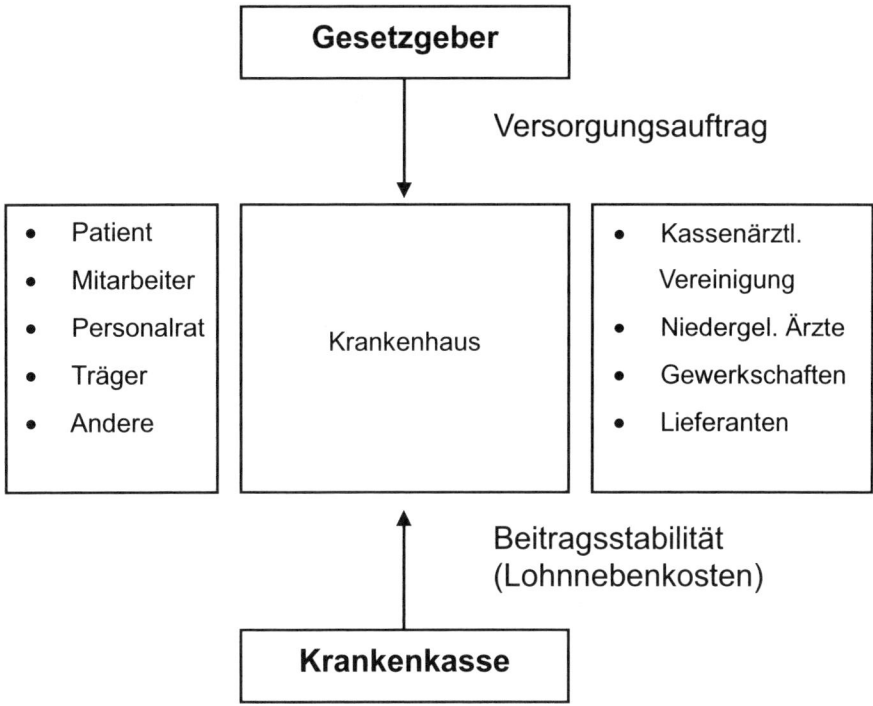

Abb. 23 Umfeldanalyse (krankenhausspezifisch)

Bei der Umfeldanalyse wird zwischen Konkurrentenanalyse und Marktanalyse unterschieden. Innerhalb der Konkurrentenanalyse sollen zielgerichtete Informationen über reale und potenzielle Konkurrenten erhoben werden. Bei der Marktanalyse steht der Kunde im Mittelpunkt der Betrachtungen. Hier werden Kunden- bzw. Lieferantenbefragungen durchgeführt.[239]
Im Rahmen der Umfeldanalyse muss die Ausgangssituation des Krankenhauses im Umfeld des Gesundheitswesens untersucht werden.
Zur Unterstützung von Entscheidungen sind Informationen über krankenhausrelevante Umweltbedingungen bzgl. der gegenwärtigen Chancen und Risiken für das Krankenhaus erforderlich. Umfang und Inhalt der Umfeldanalyse können nur situationsbedingt, anhand der für das Krankenhaus relevanten Aspekte, festgelegt werden.[240]

---

238 vgl. Peemöller (1997), S. 106
239 vgl. Kreikebaum (1991), S. 32 f.; Olfert (2000), S. 435 f.
240 vgl. Burk/Hellmann (2001), III – 4.3.1, S. 17

Für eine Analyse der Umwelt ist zunächst die Abgrenzung des relevanten Umweltausschnitts von der Vielzahl der denkbaren Umweltbedingungen erforderlich.[241] Mögliche Umweltbereiche, die auch im Krankenhaus eine wesentliche Rolle spielen, sind zum einen die „ökonomische Umwelt", die geografische Bedingungen, klimatische Situationen und Gegebenheiten aufzeigt. Die „technische Umwelt", welche den Stand der Technik, neue Materialien bzw. den Stand von Forschung und Entwicklung beinhaltet. Die „soziokulturelle Umwelt", welche u. a. die demografischen Veränderungen, Geburten- und Sterberate sowie den Gesundheitszustand der Bevölkerung enthält und die „rechtlich-politische Umwelt", welche Gesetze, Regierungswechsel, Gewerkschaften und staatliche Eingriffe in die Krankenhausplanung aufzeigt.[242] In einem zweiten Schritt ergeben sich aus der zuvor vorgenommen Abgrenzung individuelle Chancen bzw. Risiken, welche nun diskutiert und umgesetzt bzw. bekämpft werden müssen (vgl. Kapitel 4.6.6 Bewertung von Chancen/Risiken).

Als Informationen und Daten über Chancen sowie Risiken im Gesundheitswesen können unter anderem betrachtet werden:

- Wirtschaftsentwicklung
- Stadt/Landsituation mit Entfernungen und Verkehrsinfrastruktur
- Relation von regionaler und überregionaler Versorgung
- Größe von hauptamtlich geleiteten Fachabteilungen unter medizinischen (Qualität, Facharztstandard), wirtschaftlichen und arbeitsrechtlichen Gesichtspunkten
- voraussichtliche Entwicklung des medizinischen Fortschritts

Wichtige Parameter, die sich aus den betrachteten Themenbereichen ergeben, sind u. a. die Einführung neuartiger sowie die Verbesserung bestehender medizinischer Verfahren oder Produkte.

Wichtige Trends sind hier:

- Entwicklungen in der Molekularbiologie
- Entwicklungen auf dem Gebiet der Gentechnik
- Fortschritte in der Krebsfrüherkennung und -therapie
- Entwicklung neuer Geräte zur Diagnostik und Therapie (Operationsroboter, minimal invasive Operationsverfahren)
- Telematik und Telemedizin
- zunehmende Bedeutung der Qualitätssicherung/des Qualitätsmanagements
- Zunahme standardisierter und mit Methoden der Evidence Based Medicine erprobter Verfahren in Diagnostik und Therapie

Demografische Entwicklung

- Die Häufigkeit eines Krankenhausaufenthalts steigt mit zunehmendem Alter. Die Kenntnis demografischer Daten ist für die Krankenhausstrategie wichtig.
- 9. Koordinierte Bevölkerungsvorausberechnung des Bundes und der Länder von 1998 bis 2005 (Rückgang der Wohnbevölkerung in BRD von 82,1 Mio. auf

---

241 vgl. Kreikebaum (1991), S. 32 f.; Hinterhuber (1992); Peemöller (1997), S. 106
242 vgl. Olfert (2000), S. 436

81,7 Mio., in NRW Anstieg von 17,97 Mio. auf 18,0 Mio., in Westfalen-Lippe von 8,45 Mio. auf 8,48 Mio. = 33.000 Personen)
- Altersgruppen (die Gruppe der Personen unter 15 Jahren nimmt ab, die Gruppe der Personen über 65 Jahre steigt)
- Im Regierungsbezirk der Projektstadt Tendenz 17,0 % auf 16,6 % unter 15 Jahre, 16,2 % auf 17,8 % 65 Jahre und älter
- Aufgrund der Bevölkerungsentwicklung, d. h. ohne Berücksichtigung morbiditätsbedingter Einflussfaktoren, steigt die Zahl der Krankenhausfälle in Westfalen-Lippe von 1998 bis Ende 2003 um fast 45.000 Fälle.

Versorgung mit niedergelassenen Ärzten
Krankenhausentlastender Bereich: Pflegeheime, Hauskrankenpflege

- Versorgung Vertragsärzte
  (evtl. Inanspruchnahme von Krankenhäusern durch eine defizitäre Versorgung im ambulanten Bereich?)
- ambulante Pflegedienste
  (Bedarf an stationären Pflegeleistungen steigt, Überprüfung vollstationärer Pflegeplätze, Inanspruchnahme von Krankenhäusern durch eine defizitäre Versorgung im pflegerischen Bereich?)
- Vorsorge- und Rehabilitationseinrichtungen
  (Überprüfung wohnortnahes Angebot, evtl. Inanspruchnahme von Krankenhäusern durch eine defizitäre Versorgung in diesem Bereich?)

Neue Entgeltformen

- Neue Entgeltformen haben vorwiegend Einfluss auf die Verweildauer.
- Durch die Einführung der DRG kommt es zu einer Senkung der Verweildauer.
- DRG-Systeme beinhalten die Gefahr des Upgradings und bieten Anreize, stationäre Aufenthalte in mehrere Teilaufenthalte zu splitten. So hat die Einführung der DGR in den USA zu einer Erhöhung der Fallschwere geführt. Eine Erhöhung der Fallzahl ist jedoch nicht eingetreten. Die Zahl der vollstationären Fälle ist im Gegenteil um 12 % gesunken. Es wurde kein Rückgang der Versorgungsqualität festgestellt.

Krankenhäuser

- Anzahl der Krankenhäuser mit Fachabteilungen
- Stadt-/Landkarte mit den Krankenhäusern aufbereiten
- Plankrankenhäuser (= Versorgungsvertrag)
- evtl. Krankenhäuser, die nicht im Krankenhausplan enthalten sind
- Ist-Planbetten (per Feststellungsbescheid) Krankenhaus gesamt und pro Abteilung
- aufgestellte Betten Krankenhaus gesamt und pro Abteilung
- Bettenziffer (von z. B. 80,3 Betten/10.000 Einwohner)
- Belegung der Betten im Jahresdurchschnitt
- Fälle/10.000 Einwohner = Krankenhaushäufigkeit
- Entwicklung der Verweildauer in Deutschland über die letzten zehn Jahre
- evtl. Einweisungsquote (akut im Krankenhaus behandelt)
- Bettennutzung/-auslastung in %

Neue Behandlungsformen: vor- und nachstationäre Behandlung, teilstationäre Versorgung, ambulantes Operieren

- Behandlungsformen haben sowohl Einfluss auf die Fallzahl als auch auf die Verweildauer.
- Gibt es ungenutztes Potenzial von vor- und nachstationären Behandlungen, von teilstationären Behandlungen (tagesklinische und nachtklinische Behandlung) und der Möglichkeit des ambulanten Operierens? (= kostengünstigere Leistungserbringung)

Durch **vorstationäre Behandlung** können:

- Fehlbelegungen vermieden werden, wenn erkannt wird, dass eine stationäre Behandlung nicht erforderlich ist,
- diagnostische Maßnahmen durchgeführt werden, soweit diese Maßnahmen nicht schon durch den einweisenden Arzt erbracht sind, sodass die sofortige Durchführung z. B. einer Operation oder einer gezielten Behandlung unmittelbar nach der stationären Aufnahme ermöglicht und damit zur Verweildauerreduzierung beigetragen wird.

Bei **nachstationärer Behandlung** kann durch die frühere Entlassung aus der stationären Behandlung eine Verkürzung der Verweildauer erreicht werden. Diese seit 1993 möglichen vor- und nachstationären Behandlungsformen haben sich bisher nur zögernd durchgesetzt.
Die Gründe sind:

- gute ambulante Versorgung durch niedergelassene Ärzte
- Vermeidung von Konflikten der Krankenhäuser mit niedergelassenen Ärzten (= Kunden), welchen durch die vor- und nachstationäre Behandlung Einnahmen verloren gehen
- fehlende organisatorische Voraussetzungen in den Krankenhäusern

Teilstationäre Behandlung (tagesklinische- und nachtklinische Behandlung) ist ebenfalls geeignet, eine stationäre Behandlung zu ersetzen oder durch frühzeitige Entlassung aus stationärer Behandlung zu einer Verkürzung der Verweildauer beizutragen.
Möglichkeiten zu einer tagesklinischen Behandlung sind vor allem in den Fachgebieten Psychiatrie und Psychotherapie, Kinder- und Jugendpsychiatrie und -psychotherapie, Psychotherapeutische Medizin, Haut- und Geschlechtskrankheiten in der Geriatrie, der Inneren Medizin sowie Neurologie gegeben.
Die teilstationäre Behandlung setzt ein genügend großes krankenhausnahes Einzugsgebiet und eine gute Verkehrsinfrastruktur voraus, wenn davon ausgegangen wird, dass Patienten, die tagesklinischen Betreuungsangebote in Anspruch nehmen, die Behandlungseinrichtung möglichst mit öffentlichen Verkehrsmitteln erreichen sollten. Es ist zu erwarten, dass es in den nächsten Jahren zu einer Erhöhung des Anteils teilstationärer Behandlungen kommen wird.

Ambulantes Operieren ist vor allem unter dem Gesichtspunkt der Vermeidung einer stationären Behandlung von Bedeutung. Ambulante Operationen werden in beträcht-

licher Zahl durch niedergelassene Ärzte (= Kunden) durchgeführt. (Kassenärztliche Vereinigung Westfalen-Lippe – eine Steigerung von 1995–1999 um 19 %).
Landesbereichsvertretung Westfalen-Lippe des VdAK/AEV: Nur sehr wenige Kran-kenhäuser haben eine Mitteilung nach § 115b SGB V abgegeben, ambulante Ope-rationen durchführen zu wollen (teils generelle Ankündigung des Vorhabens über die Angabe von Fachabteilungen bis zu einer detaillierten Aufstellung von EBM-Nummern). Die Zahl der ambulanten Operationen ist derzeit gering, da

- es gut entwickelte ambulante Operationszentren gibt
- die Vergütung für ambulante Operationen nicht unbedingt kostendeckend ist
- bei Patienten, bei denen eine Operation über eine Fallpauschale abgerechnet werden kann (bereits bei einer stationären Behandlung von 24 Stunden), kaum ambulant operiert wird
- ambulante Operationen nur bei einem Konsens zwischen Operateur und Patient und bei Vorhandensein einer Weiterbetreuungsmöglichkeit durchführbar sind.

Praxisnetze – vernetzte Praxen

Mit Inkrafttreten des 2. GKV-Neuordnungsgesetz am 01. Juli 1997 wurden Mög-lichkeiten zur Durchführung von Strukturverträgen eröffnet. Inhalt ist die Schaf-fung einer verbesserten Kooperation zwischen Vertragsärzten unterschiedlicher Fachrichtungen.
Ansätze zu einer ambulant-stationären Kooperation lassen sich durch die Einrich-tung von Notfallpraxen in Krankenhäusern beobachten. Auch im Hinblick auf die Nutzung vorhandener diagnostischer Möglichkeiten in den Krankenhäusern.
Chance: Dies setzt die Erkenntnis voraus, dass Synergieeffekte nur durch die Ein-beziehung von Krankenhäusern in Praxisnetze zu erzielen sind.

Integrierte Versorgung

Durch das GKV-Gesundheitsreformgesetz 2000 ist das SGB V im vierten Kapitel „Beziehungen der Krankenkassen zu den Leistungserbringern" um den elften Ab-schnitt „Beziehungen zu Leistungserbringern in der integrierten Versorgung" mit den §§ 140a bis 140h erweitert worden. In § 140b Abschnitt 2 sind die möglichen Partner von Verträgen zur integrierten Versorgung aufgeführt. Dazu gehören auch Träger zugelassener Krankenhäuser sowie Träger von stationären Vorsorge- und Re-habilitationseinrichtungen.
Chance: Die Zusammenarbeit der Beteiligten zu verbessern, die Behandlung der Patienten zu optimieren und Behandlungskosten zu senken.

Fehlbelegung

Eine Fehlbelegung definieren die Spitzenverbände der Krankenkassen als nicht an-gemessene Nutzung des Krankenhauses.
Beispiele sind:

- nicht notwendige stationäre Aufnahme (Krankenhausaufnahme von Patienten, die nicht notwendigerweise vollstationär behandelt werden müssen, sonder teil-stationär und/oder ambulant behandelt werden können.)

- Versorgungsintensität (Zu Beginn und gegen Ende eines Krankenhausaufenthalts kann aus medizinischen Gründen die Inanspruchnahme von Basisleistungen – wie Übernachtungen, Verpflegung – noch nicht oder nicht mehr erforderlich sein.) Es werden beispielsweise vorstationäre und nachstationäre Behandlungsmöglichkeiten nach § 115a SGB V nicht ausreichend genutzt.

Die Vielfalt der angeführten Umfeldbedingungen zeigt, dass es sich hierbei um wichtige Informationen handelt, die kontinuierlich betrachtet werden sollten, um Chancen und Risiken für das Krankenhaus zu identifizieren.

3.2.7 K.-o.-Kriterien

Die K.-o.-Kriterien sollen bei der ausführlichen Bewertung und Analyse der verschiedenen Lösungsvorschläge Hilfestellung leisten, die grobe Vorauswahl erleichtern und einen Großteil der Alternativen aussondern. So kann die Summe der in Frage kommenden Lösungsmöglichkeiten eingegrenzt werden. Mit Hilfe der K.-o.-Kriterien werden die verschiedenen Alternativen auf bestimmte Mindestanforderungen hin untersucht, die für eine sinnvolle Lösung unbedingt erfüllt werden müssen. Alternativen, die die Mindestanforderungen nicht erreichen, werden ausgesondert. In Abhängigkeit von dem Ziel und der jeweiligen Situation ergeben sich unterschiedliche K.-o.-Kriterien. Die folgenden, relativ allgemeingültigen K.-o.-Kriterien sind demgegenüber in vielen Situationen einsetzbar und werden als Formblatt in Abbildung 24 vorgestellt.[243]

Alle Alternativen werden den in Abbildung 24 dargestellten Fragen ausgesetzt und die K.-o.-Kriterien der Reihe nach „abgehakt", sodass bereits einige Vorschläge und Ideen in diesem ersten Auswahlverfahren „auf der Strecke bleiben". Aufgrund dieser verhältnismäßig groben Vorauswahl werden in aller Regel mehrere Alternativen übrig bleiben. Diese Alternativen müssen nun mit Hilfe weitergehender Bewertungsverfahren, wie z. B. der Argumentenbilanz (siehe Kapitel 3.2.8), der Kosten-/Nutzen-Analyse (siehe Kapitel 3.2.9) und der Nutzwert-Analyse (siehe Kapitel 3.2.10) genauer betrachtet und analysiert werden.[244]

Der Nutzen der K.-o.-Kriterien liegt darin, die offensichtlich utopischen oder unsinnigen Vorschläge auszusondern und von den sinnvollen Alternativen zu trennen. Die Qualität der Ergebnisse und die Menge der übrig bleibenden und damit sinnvollen Alternativen hängen von der Formulierung der einzelnen K.-o.-Kriterien ab. Ein letztlich ausschlaggebendes Ergebnis können sie oftmals jedoch nicht herbeiführen.[245]

---

243 vgl. Daschmann (1996), S. 40
244 vgl. Daschmann (1996), S. 40 f.
245 vgl. Daschmann (1996), S. 41

K.-o.-Kriterium	Ja	Nein
Kann die Alternative wesentlich zur Lösung des erkannten Problems beitragen?		
Ist die Alternative überhaupt (technisch) realisierbar?		
Ist der Nutzen der Alternative erkennbar oder zumindest wahrscheinlich?		
Halten sich die Kosten der Alternative in Grenzen? Ist sie finanzierbar?		
Ist die Alternative überhaupt wirtschaftlich durchführbar?		
Hat die Alternative eine Chance, sich im Krankenhaus und bei den Mitarbeitern durchzusetzen und akzeptiert zu werden?		

K.-o.-Kriterien für Alternative A:

Gesamturteil:

☐ **Alternative konkretisieren und ausarbeiten**

☐ **Alternative verwerfen (nicht durchführen)**

Abb. 24 Beispiel für die Gestaltung eines Formblatts zur Bearbeitung der K.-o.-Kriterien

3.2.8 Argumentenbilanz

Die Argumentenbilanz versucht, die Vor- und Nachteile einer Maßnahme gegeneinander abzuwägen; Pro und Contra werden in Form einer Bilanz gegenübergestellt. Die linke Seite (Aktiva) beinhaltet die Pluspunkte, die rechte Seite (Passiva)

117

die Minuspunkte einer Alternative. Überwiegen z. B. die Pluspunkte auf der Aktivseite ergibt sich somit ein „Argumentengewinn" und es kann dadurch zur Annahme der Alternative kommen. Je nach Vollständigkeit bzw. subjektiver Beurteilung der „Bilanzposten" ergeben sich aus der Argumentenbilanz verschiedene Ergebnisse. So kann z. B. ein einzelner Aspekt für den einen Betrachter einen wesentlichen Pluspunkt darstellen, während er für einen anderen Betrachter nur eine geringe Bedeutung hat. Aus diesem Grund kann die Argumentenbilanz keine eindeutige Entscheidung herbeiführen. Sie dient vielmehr dazu, sich umfassend mit den Vor- und Nachteilen einer Alternative auseinander zu setzen und diese in die strukturierte Form einer Bilanz zu bringen.

Tabelle 5 zeigt ein Beispiel zur Argumentenbilanz. Ein Krankenhaus stand hier vor der Entscheidung, einen Medienwagen (mobiles Büro am Krankenbett) für die Patienten anzuschaffen.[246]

Tab. 5 Beurteilung der Vor- und Nachteile eines Medienwagens mit Hilfe der Argumentenbilanz

Aktiva (Pro)	Passiva (Contra)
• Patient kann Büroarbeiten erledigen • Patient kann im Internet surfen, Online-Ausgaben von Tageszeitungen lesen, Infos und Bilder für die nächsten Ferien aus dem Netz fischen, seinen Urlaub vielleicht schon buchen • Patient kann E-Mails verschicken • Zeigt die Modernität, die erhöhte Servicebereitschaft, das Interesse am Patienten etc.	• hohe Investitionen • Für die Patienten fallen Kosten für die Nutzung an. • Gefahr des „Missbrauchs" • Die Pflege des Systems ist für den Verantwortlichen sehr zeitaufwändig, da nach der Benutzung alle Daten gelöscht werden müssen.

Eine ausgewählte Expertengruppe befasste sich mit der dargestellten Problematik und stellte die Vorteile auf der Aktivseite den Nachteilen auf der Passivseite gegenüber. Für die Anschaffung eines Medienwagens sprechen mehrere Vorteile (vgl. Tabelle 5). Dagegen stehen Nachteile, wie z. B. die hohen Kosten und ein evtl. „Missbrauch" durch die Patienten. Mit Hilfe der aufgestellten Argumentenbilanz, in der die Vorteile den Nachteilen gegenübergestellt werden, kann die Expertengruppe nun eine erste Vorauswahl treffen.

Zusammenfassend gesehen ist die Argumentenbilanz ein einfaches und unkompliziertes Instrument zur strategischen Bewertung. Daher kann sie meist nur in relativ einfachen Entscheidungssituationen weiterhelfen. Trotzdem ist der Nutzen, den die Argumentenbilanz bietet, die strukturierte Auflistung und Gegenüberstellung der positiven und negativen Auswirkungen einer Alternative, nicht zu unterschätzen.[247] Zudem kann sie auch als Diskussionshilfe zugrunde gelegt oder für die spätere Kontrolle der Zielerreichung einer Maßnahme genutzt werden.

---

246 vgl. Daschmann (1996), S. 46
247 vgl. Daschmann (1996), S. 48 f.

Zur Durchführung einer Argumentenbilanz, lässt sich das in Abbildung 25 dargestellte, neutrale Formblatt verwenden.[248]

Argumentenbilanz für Alternative A:

Für diese Alternative spricht:	**Gegen** diese Alternative spricht:
•	•
•	•
•	•
•	•
•	•
•	•
•	•
•	•
•	•
•	•
•	•
•	

Gesamturteil:

☐ Alternative konkretisieren und ausarbeiten

☐ Alternative verwerfen (nicht durchführen)

Abb. 25 Beispiel für die Gestaltung einer Checkliste zur Durchführung einer Argumentenbilanz

---

248 vgl. Daschmann (1996), S. 48 f.

3.2.9 Kosten-/Nutzen-Analyse

Bei der Kosten-/Nutzen-Analyse werden Vor- und Nachteile einer strategischen Alternative gegeneinander abgewogen. Dabei werden die Kosten einer Alternative dem Nutzen gegenübergestellt.[249]

Strategische Verbesserungsmaßnahmen sind fast immer Investitionen in die Zukunft eines Unternehmens. Sie verursachen Kosten in der Gegenwart, ihre Vorteile werden jedoch erst in der Zukunft erkennbar. Die mit einer strategischen Maßnahme verbundenen Kosten können in der Regel zahlenmäßig relativ genau erfasst werden. Die gewünschten Auswirkungen für die Zukunft lassen dies jedoch nicht zu. Zudem besteht ein Risiko der Eintrittswahrscheinlichkeit. Die erhofften Vorteile durch Weiterbildungsmaßnahmen für einen ausgewählten Mitarbeiter können beispielsweise dadurch gefährdet werden, dass der Mitarbeiter nach Beendigung der Weiterbildung zu einem anderen Arbeitgeber wechselt. Aufgrund der hohen Komplexität und der oftmals langen Laufzeiten der Verbesserungsmaßnahmen wird es in vielen Fällen sehr schwierig, die zukünftigen Mehreinnahmen abzuschätzen bzw. zu prognostizieren. Diese Problematik zeigt, dass strategische Alternativen mit den „traditionellen" Instrumenten aus dem Rechnungswesen nicht zu bewerten sind.[250] Notwendig ist in diesem Fall die Anwendung einer Kosten-/Nutzen-Analyse. Sie versucht unter den genannten Voraussetzungen die Kosten einer Alternative dem Nutzen gegenüberzustellen.

Bei einer Kosten-/Nutzen-Analyse ist folgendermaßen vorzugehen:

- **Zunächst** müssen die aus einer bestimmten strategischen Maßnahme resultierenden Kosten, wenn möglich auch alle Folgekosten, erfasst und detailliert dokumentiert werden.
- In einem **zweiten Schritt** werden Nutzeneinflussgrößen gesammelt, die für die Durchführung der Alternative sprechen. Aus dieser Sammlung unterschiedlicher Daten ergibt sich der Nutzen der ausgewählten Alternative. Diesen gilt es zu bewerten.
- Im **letzten Schritt** werden die ermittelten Kosten den Nutzeneinflussgrößen gegenübergestellt. Der zu erwartende Nutzen muss die Kosten der Maßnahme rechtfertigen. Nachfolgend sollte in Gruppendiskussionen entschieden werden, ob die Maßnahme unter Abwägung der Kosten- und Nutzenseite durchgeführt werden soll.

Ergeben sich für eine ausgewählte strategische Alternative, wie z. B. „Verbesserung der Informationsversorgung", verschiedene Maßnahmen, so muss eine Abschätzung der Kosten und eine Begründung des Nutzens durch ein bis drei Argumente vorgenommen werden. Diese Vorgehensweise ist notwendig, um beurteilen zu können, ob eine bestimmte Maßnahme durchgeführt werden soll.[251] In einem letzten Schritt muss nun der Entscheidungsträger aufgrund der Kosten und der erhofften Vorteile für die Zukunft entscheiden, welche Maßnahme zur Durchführung kommt.[252]

---

249 vgl. Daschmann (1996), S. 43
250 vgl. Daschmann (1996), S. 44 f.; Dézsy/Schwanzer (1993), S. 150
251 vgl. Daschmann (1996), S. 45
252 vgl. Daschmann (1996), S. 45

Die Kosten-/Nutzen-Analyse liefert – ebenso wie viele andere strategische Bewertungsinstrumente – nur in sehr seltenen Fällen eine eindeutige Lösung. Durch die Abschätzung der Kosten und die meist ungenaue Beurteilung des in der Zukunft liegenden Nutzens verbleibt dem Entscheidungsträger noch ein großer Spielraum. Die Auswahl einer geeigneten Alternative bleibt eine Entscheidung, die von dem Ermessen des Entscheiders bestimmt wird. Mit Hilfe der Kosten-/Nutzen-Analyse sollen nun zumindest die Kosten so genau wie möglich ermittelt werden. Dadurch unterscheidet sie sich z. B. von der Argumentenbilanz (vgl. Kapitel 3.2.8), die rein auf qualitative Werte abzielt. Der Vorteil der Kosten-/Nutzen-Analyse liegt in ihrer strukturierten und systematischen Durchleuchtung der verschiedenen, in Frage kommenden Alternativen. Somit kann eine objektive Beurteilung und Auswahl gewährleistet werden.[253]

Eine mögliche Form einer Kosten-/Nutzen-Analyse wie sie auch im Krankenhaus durchgeführt werden kann, zeigt das Beispiel in Tabelle 6. Hier geht es um die mögliche Anschaffung eines medizinischen Großgeräts. Die Kosteneinflussgrößen werden den Nutzeneinflussgrößen gegenübergestellt. Daraus ergibt sich in diesem Fall ein positives Ergebnis in Höhe von 538.000 €, d. h. der Nutzen der ausgewählten Alternative übersteigt die Kosten um 538.000 €. In Abbildung 26 wird das zuvor gewonnene Ergebnis zur Veranschaulichung grafisch dargestellt.

Tab. 6 Beispiel einer Kosten-/Nutzen-Analyse (Anschaffung eines medizinischen Großgeräts)

Kosteneinflussgrößen		Nutzeneinflussgrößen	
Erstellungskosten		**Einsparung gegenwärtiger Kosten**	
Personalkosten		Personalkosten	75.000 €
der Mitarbeiter	50.000 €	Sachkosten	40.000 €
Externe Personalkosten	27.000 €	Produktivitätsvorteile	20.000 €
Investitionen für Sachkosten	60.000 €		
im Rahmen des Projektes		**Strategischer Nutzen**	
Reisekosten	225.000 €	Schaffen von Zusatznutzen	25.000 €
		Neue Produkte/Dienst-	
Einführungskosten		leistungen	3.000 €
Schulungskosten	20.000 €	Erhöhung der Marktanteile	80.000 €
Umstellungskosten	30.000 €	Erhöhung der Austritts-	
Kosten für Mehrarbeit	22.500 €	barrieren	225.000 €
		Erhöhung der Eintritts-	
Laufende Kosten		barrieren	500.000 €
Lizenzen	20.500 €	Bessere Information/	
Miete	75.000 €	Steuerung	50.000 €
Höhere DV-Kosten	75.000 €	Verbesserung der Re-	
		aktionsgeschwindigkeit	125.000 €
GESAMTKOSTEN:	**605.000 €**	**GESAMTNUTZEN:**	**1.143.000 €**
Positives Ergebnis:	**538.000 €**		

---

253 vgl. Daschmann (1996), S. 45 f.; Dézsy/Schwanzer (1993), S. 150

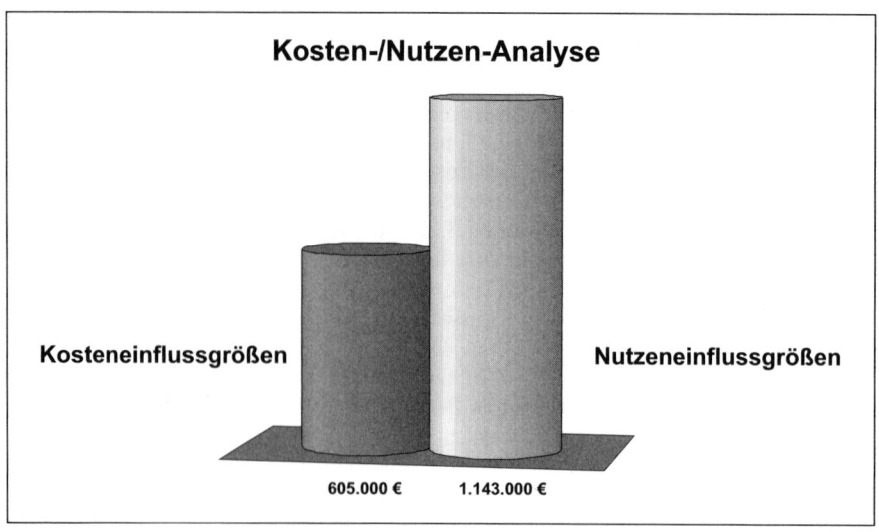

Abb. 26   Grafik „Kosten-/Nutzen-Analyse"

3.2.10 Nutzwert-Analyse

Die Nutzwert-Analyse ist ein Instrument, das im Rahmen der strategischen Planung sowohl eigenständig als auch als Hilfsmittel, z. B. im Rahmen der Portfolio-Analyse (vgl. Kapitel 3.2.5), genutzt werden kann. Sie eignet sich zur Bewertung von verschiedenen Entscheidungsoptionen bzw. Alternativen vor dem Hintergrund mehrfacher Zielsetzungen. Die Nutzwert-Analyse ist besonders in solchen Situationen hilfreich, in denen die Auswirkungen der verschiedenen Optionen bzw. Alternativen nicht finanziell bzw. quantitativ eindeutig beschreibbar sind. Gerade diese Situationen sind im Krankenhausbereich oft anzutreffen: Neben finanziellen Zielen müssen in vielen Fällen auch qualitative Ziele, wie z. B. der Versorgungsauftrag, die Bedarfsdeckung etc., berücksichtigt werden.

Mit Hilfe der Nutzwert-Analyse werden die Auswirkungen der verschiedenen Alternativen im Hinblick auf den jeweiligen Zielerreichungsgrad quantitativ beurteilt. Die jeweiligen Teil-Zielgrößen werden nun in einer einzigen Zielgröße, dem Nutzwert, zusammengefasst. Somit lässt sich eine eindeutige Reihenfolge der einzelnen Alternativen ermitteln.[254]

Der Einsatz der Nutzwert-Analyse im Rahmen der strategischen Planung im Krankenhaus ist besonders dann sinnvoll, wenn verschiedene strategische Alternativen, z. B. die Auswahl eines Kooperationspartners oder die Auswahl einer neuen Fachrichtung, im Hinblick auf unterschiedliche Ziele (z. B. die Nutzung einer vorhan-

---

254 vgl. Braun (1999), S. 412 f.; Peemöller (1997), S. 189; Horváth & Partner (1998), S. 113 f.; Schulte-Zurhausen (1999), S. 513 f.

denen Infrastruktur oder die Nutzung von Synergieeffekten mit vorhandenen Abteilungen) zu beurteilen sind.[255]

Folgende Schritte sind Bestandteil einer Nutzwert-Analyse:

- **Vorplanung: Bestimmung von Zielen und Maßnahmen**
  Anhand welcher Ziele sollen die verschiedenen Alternativen beurteilt werden?
- **Formulierung eines Zielsystems**
  In der Regel sollten fünf bis zehn Zielkriterien festgelegt werden.
- **Gewichtung der Zielkriterien**
  Aufgrund der unterschiedlichen Bedeutung der einzelnen Ziele ist es erforderlich, die Wichtigkeit jedes einzelnen Ziels im Verhältnis zu den anderen Zielen festzulegen.
- **Bewertung der Alternativen im Hinblick auf die jeweilige Zielerreichung, z. B.**
  0 = kein Zielerreichungsbeitrag
  1 = geringer Zielerreichungsbeitrag
  2 = größerer Zielerreichungsbeitrag
  3 = volle Zielerreichung
- **Bestimmung von Teil- und Gesamtnutzwerten**[256]
  Zunächst wird der Teilnutzwert jeder einzelnen Alternative berechnet. Anschließend werden die Teilnutzwerte addiert und es ergibt sich daraus der Gesamtnutzwert.
  Nun kommt es zur Auswahl derjenigen Alternative mit dem höchsten Nutzwert.

Die praktische Durchführung der Nutzwert-Analyse soll im Folgenden anhand eines Beispiels aus dem Krankenhausalltag verdeutlicht werden. Hierbei handelt es sich um die häufig diskutierte Frage nach der Durchführung der Küchenleistungen mit eigenem Personal und Equipment oder Fremdvergabe der Küchenleistungen an einen Dritten. Diese Frage kann durchaus mit Hilfe einer Wirtschaftlichkeitsberechnung beantwortet werden, es sind hier jedoch auch andere Entscheidungskriterien, wie z. B. die Qualität des Essens und der Service, zu berücksichtigen.[257]
In einem ersten Schritt müssen die verschiedenen Ziele gesammelt und in einem **zweiten Schritt** zu einem Zielsystem zusammengeführt werden (siehe Abbildung 27). Die Ziele sollten von den unterschiedlichen Bereichen bzw. Interessengruppen des Krankenhauses kommen, nur so kann eine umfassende Sichtweise gewährleistet werden. Auch die Einbindung von Patienten ist denkbar, genauso wie die Einbeziehung der Beschäftigten eines Krankenhauses und der Controller. In der zuvor aufgestellten Zielhierarchie bildet die optimale Versorgung beispielhaft das Oberziel. Unterziele sollen die Erreichung des Oberziels sicherstellen. Mögliche Unterziele sind hier z. B. soziale Belange, Hygiene, Wirtschaftlichkeit, Qualität und Flexibilität. Wenn möglich, sind die Unterziele noch weiter aufzufächern. Dies ist besonders bei der Qualität des Essens sinnvoll, da es bei dem Essen

---

255 vgl. Braun (1999), S. 412 f.; Peemöller (1997), S. 189
256 vgl. Burk/Hellmann (2001), III – 3.2.1, S. 13; Braun (1999), S. 412 f.; Horváth & Partner (1998), S. 113 f.; Schulte-Zurhausen (1999), S. 513 f.
257 vgl. Burk/Hellmann (2001), III – 3.2.1, S. 13

auch auf einen abwechslungsreichen Speiseplan, Nährwerte, Rohstoffe, Optik und die Temperatur ankommt (siehe Abbildung 27).[258]

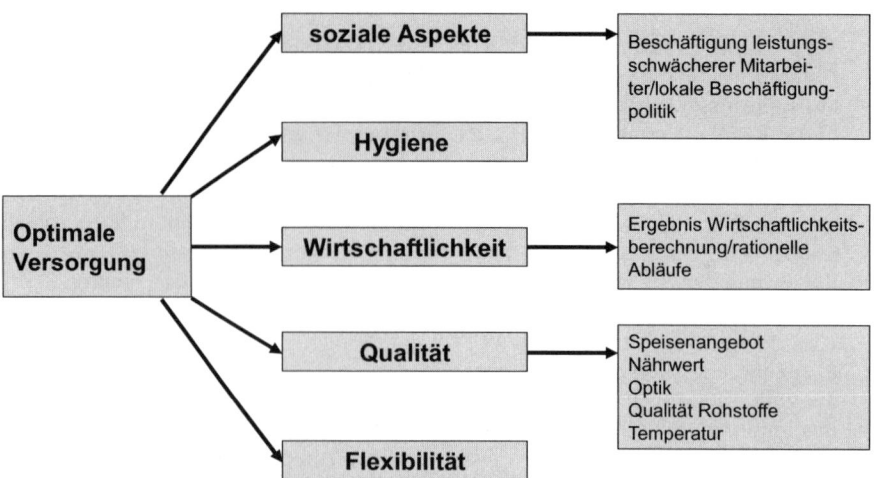

Abb. 27 Beispiel zur Nutzwert-Analyse: Outsourcing einer Küche, 1. und 2. Schritt (in Anlehnung an Burk/Hellmann, 2001, Kap. III – 3.2.1, S. 14)

In einem dritten Schritt ist anschließend die Bedeutung der einzelnen Ziele im Rahmen der Gesamtentscheidung festzulegen (s. Abbildung 28). Dies kann mit allen Beteiligten in Form einer Diskussion geschehen, so können alle Interessen eingebunden werden. Es ist jedoch auch eine Beratung mit wenigen ausgewählten Mitarbeitern möglich. Mit der genauen Benennung und Gewichtung der Einzelziele werden das Entscheidungsverfahren transparent und die Entscheidungsvorbereitungen zielorientiert. Eine allgemeingültige, objektive Festlegung und Gewichtung der einzelnen Ziele gibt es nicht, sie sind in jedem Fall individuell festzulegen.

In dem hier dargestellten Beispiel wird davon ausgegangen, dass die Aspekte Wirtschaftlichkeit und Qualität die wichtigsten Ziele darstellen.[259] Mit einem angenommen Wert von 40 % ist die Wirtschaftlichkeit nicht allein entscheidend, dennoch stellt sie eine wesentliche Einflussgröße dar.[260] Als Konkretisierung des Wirtschaftlichkeitsziels kann neben einer Wirtschaftlichkeitsberechnung, z. B. mit einer Kosten- oder Gewinnvergleichsrechnung, auch die rationelle Gestaltung der einzelnen Abläufe von der Speisenzubereitung bis zur Essensausteilung berücksichtigt werden. Daraus könnte sich für das dargestellte Beispiel die in Abbildung 28 aufgezeigte Gewichtung ergeben.[261]

258 vgl. Burk/Hellmann (2001), III – 3.2.1, S. 13
259 vgl. Burk/Hellmann (2001), III – 3.2.1, S. 13
260 vgl. Burk/Hellmann (2001), III – 3.2.1, S. 13
261 vgl. Burk/Hellmann (2001), III – 3.2.1, S. 14

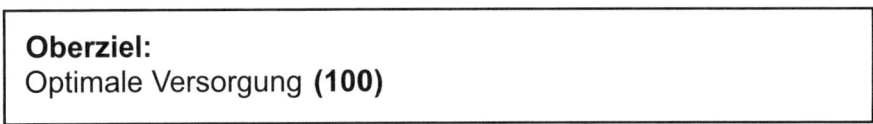

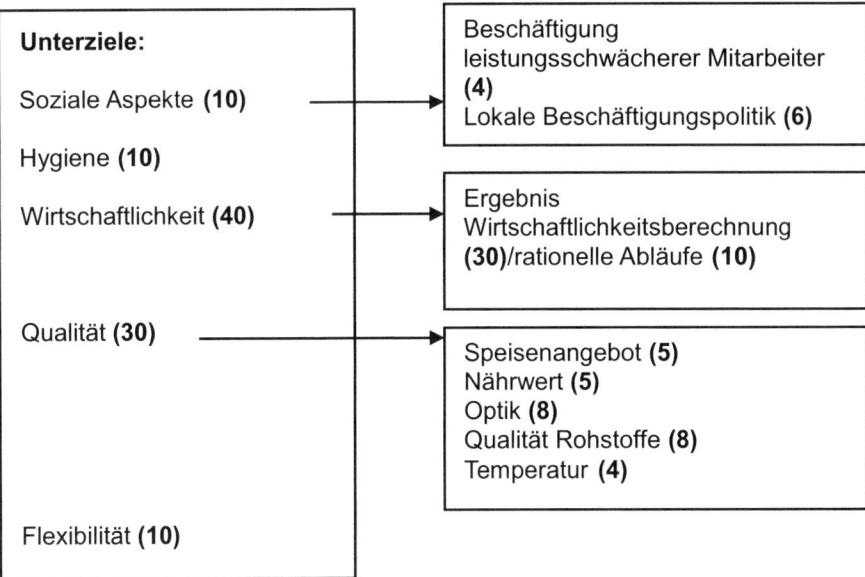

Abb. 28 Gewichtung der Zielkriterien, 3. Schritt (in Anlehnung an Burk/Hellmann, 2001, Kap. III – 3.2.1, S. 15)

Nachdem die Ziele und ihre Gewichtung bestimmt wurden, folgen nun **die Schritte 4 und 5.** Es sind die Alternativen der eigenen Küche mit der Fremdvergabe an einen Dritten zu beurteilen. Dies geschieht mit Hilfe der Erfüllungsgrade, z. B. wird bei einem Erfüllungsgrad von 4 das Ziel voll erreicht, bei einem Erfüllungsgrad von 0 wird das Ziel nicht erreicht. Bei einem Erfüllungsgrad von 3 herrscht eine überwiegende Zielerreichung.

Eine teilweise Zielerreichung liegt bei einem Wert von 2 vor. Auch hier gibt es wiederum keine einheitlichen Vorgaben, sodass durchaus auch eine Beschränkung auf nur 3 Ausprägungen möglich ist. Oftmals können Diskussionen helfen, den Erfüllungsgrad für die verschiedenen Entscheidungsalternativen festzulegen. Steht dieser fest, werden durch Multiplikationen mit den Zielgewichten Nutzwerte errechnet (siehe Tabelle 7). Bezogen auf das dargestellte Beispiel können leistungsschwächere Mitarbeiter z. B. nur bei der eigenen Küche beschäftigt werden, der Erfüllungsgrad, bezogen auf die Eigenleistung, beträgt somit 4. Bei einer Zielgewichtung von 4 ergibt sich daraus ein Nutzwert von 16. So können nun für alle Ziele Nutzwerte festgelegt und zu einem Gesamtwert der Nutzwerte für jede Alternative berechnet werden. Tabelle 7 zeigt eine mögliche Auflistung für den geschilderten Beispielfall.[262]

---

262 vgl. Burk/Hellmann (2001), III – 3.2.1, S. 14

Tab. 7   Beurteilung der Zielwirksamkeit – Bestimmung von Teil- und Gesamtnutzwerten, 4. und 5. Schritt (in Anlehnung an Burk/Hellmann, 2001,
Kap. III – 3.2.1, S. 15)

Detailziele	Ziel-gewichte	Eigenleistung		Fremdvergabe	
		Erfüllungs-grad	Nutz-werte	Erfüllungs-grad	Nutz-werte
Behinderte	4	4	16	–	–
Beschäftigungspolitik	6	4	24	2	12
Hygiene	10	3	30	4	40
Wirtschaftlichkeit	30	3	90	4	120
Abläufe	10	2	20	3	30
Angebot	5	3	15	4	20
Nährwert	5	3	15	3	15
Optik	8	3	24	4	32
Rohstoffe	8	4	32	3	24
Temperatur	4	3	12	3	12
Flexibilität	10	3	30	4	40
Summe Nutzwerte	100		308		345

In Tabelle 7 wird deutlich, dass die Fremdvergabe einen höheren Nutzwert aufweist als die Eigenleistung. Für das Gesamtergebnis einer besseren Essensversor-
gung durch eine Fremdvergabe waren in diesem Beispiel wirtschaftliche Vorteile,
hygienische Aspekte, ein größeres Speisenangebot mit einer ansprechenden Optik
sowie eine flexible Anpassung an Bedarfsverschiebungen ausschlaggebend. Dem
standen geringere Vorteile einer eigenen Küche gegenüber. Das Ergebnis der Nutzwert-Analyse muss nun nicht zwingend zu einem Outsourcing der Küche führen.
Es kann auch dazu genutzt werden, die Minderleistungen der eigenen Küche zu
optimieren.[263]

Abschließend betrachtet stellt die Nutzwert-Analyse ein subjektives, durch ihre
Transparenz jedoch sehr offenes, Verfahren zur Entscheidungsfindung dar. Einer
einseitigen Betrachtung der finanziellen Seite wird somit entgegengetreten und
nicht quantifizierbare Größen werden angemessen in die Entscheidungsfindung
einbezogen. Nachteile der Nutzwert-Analyse zeigen sich in der Unvollständigkeit
des Kriterienkatalogs und in der bereits oben erwähnten Subjektivität, die auf die
Abhängigkeit des Ergebnisses von dem durchführenden Personenkreis zurückzuführen ist.[264]

---

263 vgl. Burk/Hellmann (2001), III – 3.2.1, S.16
264 vgl. Burk/Hellmann (2001), III – 3.2.1, S. 16; Schulte-Zurhausen, M. (1999), S. 517

4 Praxisbeispiel – Umsetzung der Instrumente und Methoden zur Strategieidentifizierung

In Zusammenarbeit mit einem ausgewählten Projektkrankenhaus wurden in einem Zeitraum von 6 Monaten einige der zuvor dargestellten Instrumente zur Strategieidentifizierung gemeinsam entwickelt und in einem 2-tägigen Workshop praxisnah angewendet.

4.1 Hintergrund des Projekts

Das Projektkrankenhaus und die externe Begleitung beschlossen im Rahmen eines Projekts mit ausgewählten Mitarbeitern, Methoden und Techniken zu erarbeiten, die eine Strategieidentifizierung unterstützen und fördern.

In einem 2-tägigen Abschlussworkshop sollen die Betriebsleitung und ausgewählte Führungskräfte die verschiedenen Verfahren zur Unterstützung kennen lernen und diese an praktischen Beispielen anwenden. Die Teilnehmer des Abschlussworkshops sollen in Einzel- und Gruppenarbeit die konzipierten Analysen, die durch Fragebögen und Checklisten ausgewertet und durch Grafiken visualisiert werden können, anwenden.

So können die einzelnen Mitarbeiter aus den Bereichen Medizin, Pflege und Verwaltung gemeinsam die Stoßrichtung ihrer zukünftigen Handlungen identifizieren.

4.2 Vorstellung der Projektteilnehmer

Das Krankenhaus
Das Projektkrankenhaus ist ein Akutkrankenhaus der Grund- und Regelversorgung.

Kernfelder in der Unternehmensberatung sind:

- Kooperationen/Fusionen
- Organisationsberatung/Qualitätsmanagementsysteme/
- Vorbereitung einer Zertifizierung
- EDV-Beratung
- strategisches und operatives Controlling/Wirtschaftlichkeitsanalyse

4.3   Projektdefinition

Die Projektdefinition legte fest, was durch das Projekt erreicht werden sollte (Projektziel). Ferner wurden Aufgaben sowie Kompetenzen auf die beteiligten Personen verteilt (Projektorganisation) und der zeitliche Ablauf definiert (Projektverlauf).

Projektziel
Ziel des Projekts war die gemeinsame Entwicklung eines Konzepts zur Strategieidentifizierung.

Projektorganisation
Abbildung 29 zeigt die Projektorganisation.

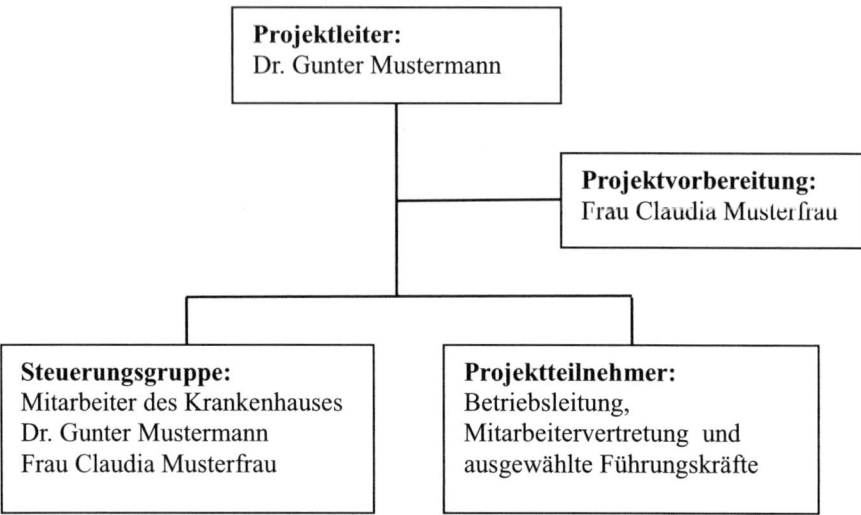

Abb. 29   Projektorganisation

Projektverlauf
Die folgende Abbildung stellt den Projektverlauf vor.

Maßnahme/ Woche	2	4	6	8	10	12	14	16	18	20	22	24	26	28	30
A. Projektplanung und -steuerung															
Projektablaufplan (PAP) erstellen	■														
PAP mit KH-Leitung abstimmen		■													
Projektpartner im KH festlegen		■													
B. Projektumsetzung															
Erarbeitung der Analysen															
Umfeldanalyse			■	■	■										
Portfolio-Analyse							■								
Polaritätsprofil/ Potenzial-Analyse									■	■					
Bewertungsanalyse										■					
Abschlussworkshop												■			
Abschlussbericht															
Ergebnisse im KH kommunizieren														■	
C. Projektende														■	■

Abb. 30 Projektverlauf

4.4 Projektvorbereitung

Die Projektvorbereitungsphase beinhaltete zunächst eine umfangreiche Literatur-recherche in den Bereichen

- Strategie
- strategisches Management
- Controlling bzw. Controllinginstrumente
- krankenhausspezifische Literatur in den Bereichen strategisches Management und Controlling.

Anschließend erfolgte in Zusammenarbeit mit der Steuerungsgruppe die Erarbeitung der für das Krankenhaus relevanten Instrumente. Die aus der Industrie bekannten Verfahren, wie z. B. die Portfolio-Technik, die Umfeldanalyse oder die

Kosten-/Nutzen-Analyse, wurden auf den Gesundheitsbereich transferiert und der Lenkungsgruppe in regelmäßigen Abständen präsentiert. Innerhalb dieser Gruppensitzungen wurden die Ergebnisse diskutiert und optimiert.

Die letzte Phase der Projektvorbereitung beinhaltete die Vorbereitung und inhaltliche bzw. zeitliche Ausgestaltung des 2-tägigen Workshops. Checklisten und Formblätter wurden erstellt, das für die Umfeldanalyse notwendige Hintergrundwissen (siehe Anhang I und II) wurde recherchiert und analysiert und in einer Informationsmappe für jeden Teilnehmer zusammengestellt. Für die einzelnen Instrumente wurden die dafür notwendigen Daten gesammelt. Es wurden Grafiken und Ergebnisauswertungsprogramme zur besseren Veranschaulichung der im Workshop entstehenden Ergebnisse entwickelt. Der zeitliche Rahmen der Veranstaltung wurde ausgearbeitet. Alle vorbereiteten und aufbereiteten Daten wurden vor Beginn des Workshops für jeden Teilnehmer zur Visualisierung des Projekts an eine Wand des Seminarraums geheftet. Somit hatten alle Teilnehmer die Möglichkeit, sich Daten und Grafiken in den Pausen näher anzusehen und zu diskutieren.

4.5 Datensammlung

Die krankenhausbezogenen Daten wurden von dem Projektkrankenhaus zur Verfügung gestellt. Die für den Standort relevanten Daten stammen zum einen vom Amt für Statistik, zum anderen aus dem „Gesundheitsrahmenbericht für den betreffenden Standort".
Auf ganz Deutschland bezogene Daten wurden dem vom Bundesministerium für Gesundheit herausgegebenen „Statistischen Taschenbuch Gesundheit 2000" entnommen.

4.6 Durchführung des 2-tägigen Workshops

Nach dem Einstieg (siehe Kapitel 4.6.1) und den Einführungsvorträgen (siehe Kapitel 4.6.2) wurde den Teilnehmern des Workshops als erstes Instrument das Polaritätsprofil (siehe Kapitel 4.6.3) vorgestellt. Aus diesem Profil lassen sich die Stärken und Schwächen des Krankenhauses ableiten, es bildet somit die Grundlage aller weiterer Überlegungen.
Dem Polaritätsprofil folgte die Portfolio-Analyse (siehe Kapitel 4.6.4), die den Stellenwert jeder einzelnen Abteilung widerspiegelt. Sie zeigt, wo die zuvor erkannten Stärken effizient genutzt werden können und Schwächen abgebaut werden müssen. Die Umfeld-Analyse (siehe Kapitel 4.6.5) stellte das dritte Instrument dar. Mit ihr sollen die Chancen und Risiken des Krankenhauses analysiert werden. Im Anschluss daran erfolgte mit Hilfe der Portfolio-Technik, die Bewertung der aus der Umfeldanalyse resultierenden Chancen und Risiken (siehe Kapitel 4.6.6). Aufgrund der oben gewonnenen Ergebnisse konnte abschließend die strategische Stoßrichtung (siehe Kapitel 4.6.7), die bereits konkrete Themen und Aufgaben beinhaltet, erarbeitet werden.

4.6.1 Einstieg

Als Einstieg in das Thema „Strategieentwicklung" erhielt zu Beginn des ersten Tages jeder der 17 Teilnehmer einen roten Klebepunkt, mit dem er auf einem Flip-Chart (s. Abbildung 31) seinen Informationsstand zum Thema „Strategie" verdeutlichen sollte.

Die anschließende Befragung der einzelnen Teilnehmer, an welcher Stelle, und warum gerade dort, sie ihre Punkte geklebt hatten, ergab zusammenfassend folgende Äußerungen:

- Es sind unterschiedliche Informationen zur Strategieentwicklung vorhanden.
- Innerhalb des Krankenhauses herrscht mangelnder Informationsfluss.
- Die Strategie des Hauses ist nicht bekannt.
- Der einzelne Mitarbeiter ist über eine Strategie des eigenen Hauses in unterschiedlichem Maße informiert.
- Es sind verschiedene Wahrnehmungen und Interpretationen der einzelnen Teilnehmer zu erkennen.

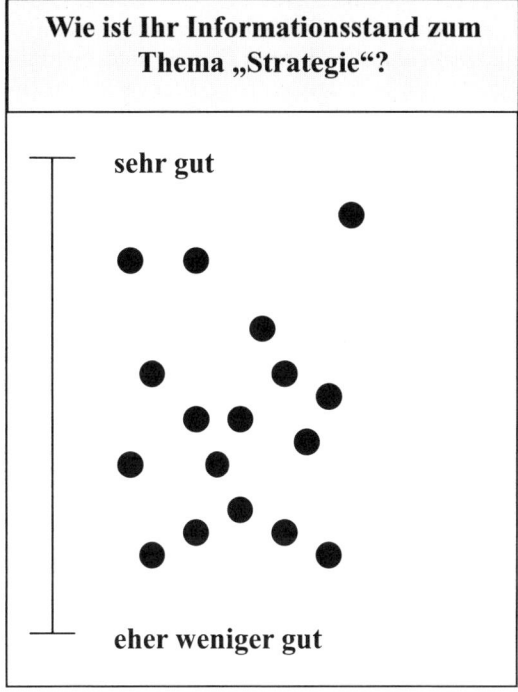

Abb. 31   Flip-Chart zum Einstieg des 2-tägigen Workshops

Im Anschluss daran befragte der Projektleiter des Workshops die Teilnehmer nach ihren Erwartungen an die 2-tägige Veranstaltung. Hier zeigten sich folgende Äußerungen:

- Gemeinsamkeit
- Austausch von Visionen
- Zukünftiger Weg/Zukunft des Projektkrankenhauses
- Profil des Projektkrankenhauses
- offene Diskussionen
- klare Zielvorgabe
- Positionierung des Projektkrankenhauses
- Konkretisierung
- Erarbeitung einer kurz-, mittel-, langfristigen Strategie
- Investitionen

4.6.2 Einführungsvorträge

Zur Einstimmung auf die kommenden zwei Tage und zur Verdeutlichung des Themas „Strategie" hatten der kaufmännische Direktor des Projektkrankenhauses und der externe Projektleiter Einführungsvorträge vorbereitet. Der kaufmännische Direktor des Projektkrankenhauses behandelte in seinem Vortrag zunächst die Problematik des neuen Entgeltsystems, stellte internationale Erfahrungen mit dem G-DRG-System und den Zeitplan der Einführung vor. Im zweiten Teil seines Vortrags ging es um die Unterscheidung von strategischem und operativem Management sowie die jeweiligen Inhalte und Ziele dieser Managementformen. Abschließend ging er auf die aktuelle Situation des Projektkrankenhauses ein, zeigte den Teilnehmern anhand einer grafischen Darstellung einen Soll-Ist-Vergleich jeder einzelnen Abteilung und stellte das Konzept „Gesundheitszentrum" vor.
Der externe Projektleiter erörterte in seinem Vortrag zunächst die Begriffe „Vision", „Leitbild", „Strategie". Anschließend ging er über zur „strategischen Planung" und stellte drei ihrer zentralen Betätigungsfelder vor.

1. Strategische Planung neuer Fachabteilungen

- Der Krankenhausbedarfsplan ist das Ergebnis einer Kapazitäten-Planung.
- Kliniken mit Fachabteilungen und Betten pro Fachabteilung werden aufgeführt.
- Die Bewerbung um neue Fachgebiete wird in Zukunft innerhalb eines Leistungswettbewerbes entschieden.
- Die Güte der strategischen Konzeption ist entscheidend.

2. Strategische (Neu-)Ausrichtung vorhandener Fachabteilungen
Die interne Struktur einer Fachabteilung wird

- am Bedarf in der Bevölkerung
- an den Zielen des Krankenhauses
- an den Marktentwicklungen
- am Leistungsspektrum der anderen Fachabteilungen
- sowie anderer flankierender und konkurrierender Angebote in der Region

auszurichten sein.

132

3. Aufbau und Ausgestaltung zusätzlicher medizinischer Dienstleistungen

- Aufgaben, die bisher als Kernkompetenzen des klassischen Krankenhauses angesehen wurden, sind in Zukunft ambulant oder in anderen Formen außerhalb des Krankenhauses erfüllbar.
- Vor diesem Hintergrund müssen sich Krankenhäuser in ihren strategischen Überlegungen aktiv mit neuen Betätigungsfeldern beschäftigen, die außerhalb des heutigen Bereichs der stationären Akutversorgung liegen (Gesundheitszentrum).

Anschließend folgte eine Vorstellung der unterschiedlichen Instrumente, die im Workshop behandelt werden sollten. Den Abschluss des Vortrags bildeten ABC- und Lücken-Analyse (vgl. Kapitel 3.2.1 und Kapitel 3.2.2). In der Projektvorbereitung (vgl. Kapitel 4.4) aufbereitete Daten wurden den Teilnehmern grafisch dargestellt und erläutert.

Abbildung 32 zeigt das Beispiel einer ABC-Analyse. Betrachtet wurde in diesem Zusammenhang die Top-40-DRG-Statistik für das gesamte Krankenhaus. Bereits mit den Top-1–7-DRG werden 30,1 % der Fälle, mit den DRG, die an 8.–13. Stelle stehen, nur noch 9,9 % aller Fälle erzielt. Mit den Top-DRG 14–23 werden 10,5 % erlangt, die DRG 24–35 erzielen 9,5 % aller Fälle und schließlich erreichen die letzten fünf Top-DRG nur noch 3,2 % der gesamten Fälle.
Bezogen auf den gesamten Krankenhausbereich zeigt die ABC-Analyse, dass die Top-1–7-DRG bei ca. 325 Leistungen insgesamt, die Kernleistungen des Krankenhauses darstellen. Diese müssen, soweit noch nicht geschehen, optimiert und den Bedingungen optimal angepasst werden.

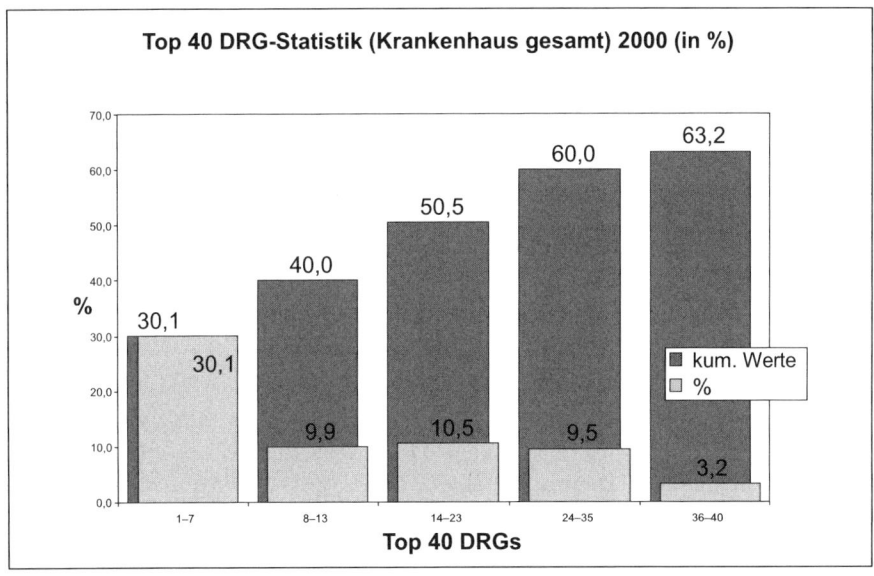

Abb. 32 Beispiel für eine ABC-Analyse

133

Abbildung 33 zeigt beispielhaft die Durchführung einer Lücken-Analyse. Betrachtet wurde hier der Verlauf einer Bettenauslastung vom Jahr 1990 bis 2005. Die Gerade zeigt die Prognose bis zum Jahr 2005, die geschwungene Linie den tatsächlichen Verlauf bis zum Jahr 2000. Es ist ein deutlicher Rückgang der Bettenauslastung zu erkennen. Dieser Rückgang wird sich bis zum Jahr 2005 laut der aufgestellten Prognose weiter durchsetzen.

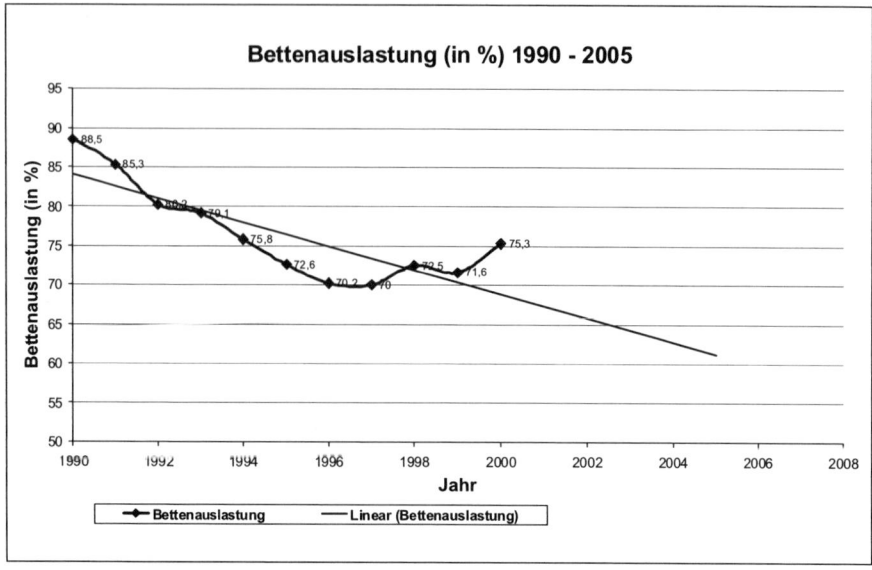

Abb. 33   Beispiel für eine Lücken-Analyse

4.6.3   Polaritätsprofil

Das in der Projektvorbereitung entstandene Formblatt „Polaritätsprofil – Kriterienkatalog für eine Potenzial-Analyse" (siehe Abbildung 34) wurde an die Teilnehmer verteilt und die einzelnen Punkte durch den Projektleiter erläutert. Die 22 Kriterien wurden im Vorfeld in Zusammenarbeit mit der Lenkungsgruppe erarbeitet. Im Anschluss an die Erklärungen der einzelnen Begriffe wurden gemeinsam mit Hilfe des Formblatts die Stärken und Schwächen des Projektkrankenhauses erarbeitet (siehe Tabelle 8).

Im Folgenden füllten die Teilnehmer den Kriterienkatalog (vgl. Abbildung 34) dreimal im Vergleich mit den drei stärksten Wettbewerbern, welche vorher festgelegt wurden, individuell aus. Diese ausgefüllten Formblätter wurden anschließend in ein speziell dafür entwickeltes Computerprogramm eingegeben. Daraus resultierten die drei in den Abbildungen 35–37 dargestellten Polaritätsprofile.
Diese Profile wurden an alle Teilnehmer verteilt, durch den Projektleiter präsentiert und ausführlich in der gesamten Gruppe diskutiert.

Polaritätsprofil Projektkrankenhaus im Vergleich mit XXX	-3	-2	-1	0	+1	+2	+3
			schlechter	gleich	besser		
1. Image							
2. Marketing							
3. Auslastung/Fallzahlen							
4. Reinvestitionen/Instandhaltung							
5. Technologisches Niveau							
6. Investitionsintensität (bauliche Struktur)							
7. Service- und Hotelleistungen							
8. Seelsorge							
9. Abhängigkeit von der Gesetzgebung							
10. Abhängigkeit von der öffentlichen Meinung							
11. Kundenzufriedenheit Patienten							
12. Kundenzufriedenheit potenzielle Einweiser							
13. Mitarbeiterpotenzial							
14. Projektmanagement (Einführung DRGs, EDV)							
15. Kontinuität von Know-how Trägern							
16. Psychosoziale Betreuung							
17. Substitutionsmöglichkeit							
18. Innovationspotenzial (Potenzial der einzelnen MA)							
19. Arbeitszeitgestaltung							
20. Prozessabläufe im Krankenhaus							
21. Qualitätsmanagement							
22. Mitarbeiterzufriedenheit							

Abb. 34   Formblatt Polaritätsprofil – Kriterienkatalog für eine Potenzial-Analyse

Tab. 8 Stärken-/Schwächen-Profil des Projektkrankenhauses

Polaritätsprofil (Stärken/Schwächen)				
Gliederungs-punkt	Erläuterungen	Stärke (+)	Schwäche (–)	Neutral (n)
1	Image (Gutachten, Öffentlichkeitsarbeit)	+		
2	Marketing (Marketing-Mix)		–	
3	Auslastung/Fallzahlen			n
4	Reinvestitionen/Instandhaltung	+		
5	Technologisches Niveau (siehe Leistungsspektrum)	+		
6	Investitionsintensität (bauliche Struktur)		–	
7	Service- und Hotelleistungen		–	
8	Seelsorge	+		
9	Abhängigkeit von der Gesetzgebung			n
10	Abhängigkeit von der öffentlichen Meinung		–	
11	Kundenzufriedenheit Patient		–	
12	Kundenzufriedenheit Einweiser			n
13	Mitarbeiterpotential	+		
14	Projektmanagement	+		
15	Kontinuität von Know-how Trägern	+		
16	Psychologische Betreuung		–	
17	Substitutionsmöglichkeiten			n
18	Innovationspotential	+		
19	Arbeitszeitgestaltung	+		
20	Prozessabläufe	+		
21	QM	+		
22	Mitarbeiterzufriedenheit		–	

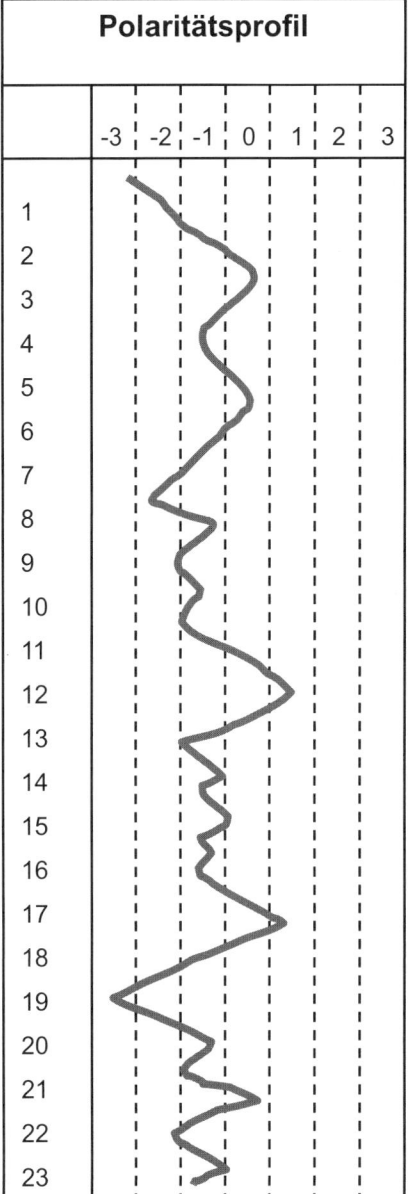

Abb. 35 Polaritätsprofil
(Vergleich mit Konkurrent 1)

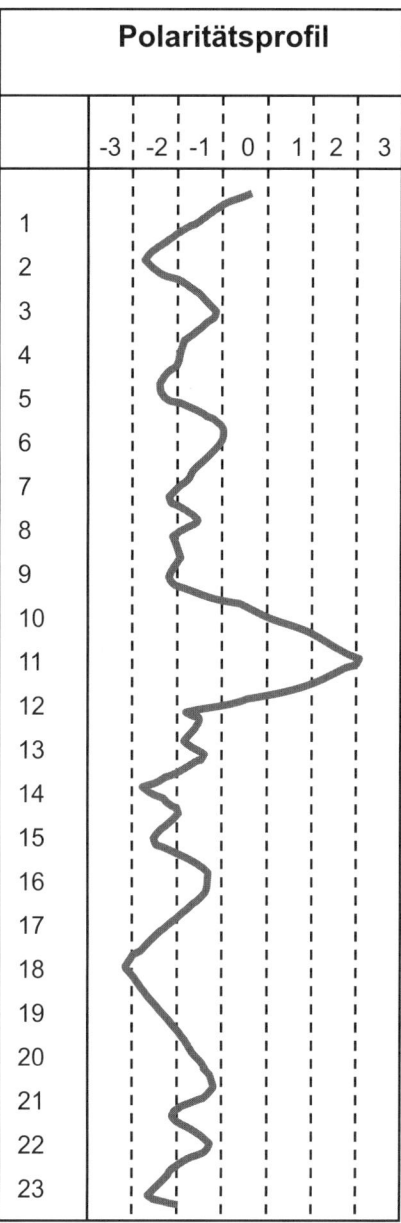

Abb. 36 Polaritätsprofil
(Vergleich mit Konkurrent 2)

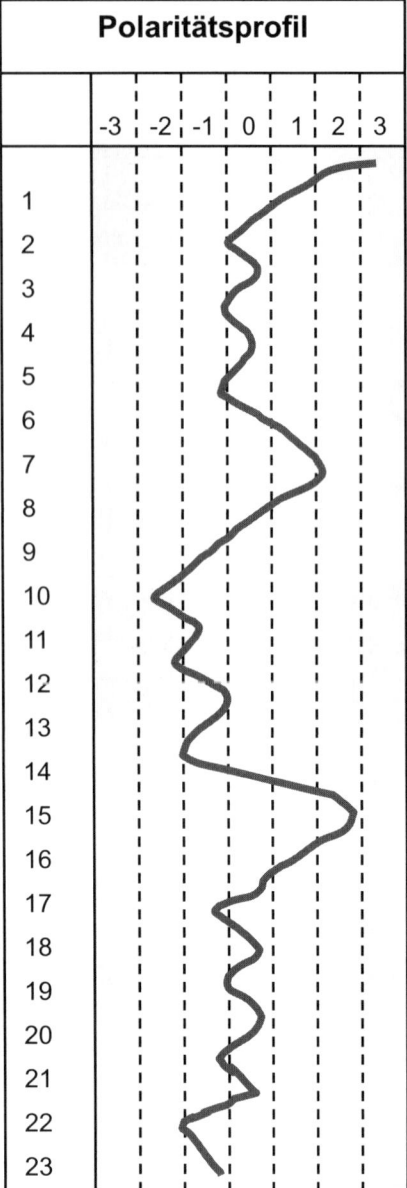

Abb. 37 Polaritätsprofil
(Vergleich mit Konkurrent 3)

4.6.4 Portfolio-Analyse

Im Rahmen der Portfolio-Analyse wurden die Teilnehmer aufgefordert, ein zuvor ausgearbeitetes Formblatt (siehe Abbildung 38) auszufüllen, welches die Situation des Krankenhauses besser berücksichtigt, als die in der Literatur[265] aufgezeigten Beispiele. Betrachtet wurden hier ausgewählte Abteilungen des Projektkrankenhauses. Das Formblatt wurde von jedem Teilnehmer siebenmal ausgefüllt, jede einzelne Abteilung wurde mit dem jeweils stärksten Wettbewerber verglichen. Die Bewertung erfolgte mit Hilfe des Schulnotensystems (1 = sehr gut; 6 = ungenügend).

Abteilung A (Projektkrankenhaus) im Vergleich zu Abteilung A (Konkurrent 1)
Abteilung B (Projektkrankenhaus) im Vergleich zu Abteilung B (Konkurrent 1)
Abteilung C (Projektkrankenhaus) im Vergleich zu Abteilung C (Konkurrent 1)
Abteilung D (Projektkrankenhaus) im Vergleich zu Abteilung D (Konkurrenten 4 und 5)
Abteilung E (Projektkrankenhaus) im Vergleich zu Abteilung E (Konkurrent 1 und 2)
Abteilung F (Projektkrankenhaus) im Vergleich zu Abteilung F (Konkurrent 1)
Abteilung G (Projektkrankenhaus) im Vergleich zu Abteilung G (Konkurrent 3)

Marktanalyse		Wettbewerbsposition	
Faktor	Bewertung (1–6)	Faktor	Bewertung (1–6)
• Konkurrenzsituation	1	• Größe	1
• Stabilität des Bedarfs	1	• Etabliertheit auf dem Markt	1
• Marktwachstum	1	• Image	1
• Kundenpotenzial	1	• Marketingpotenzial	1
• Eintrittsbarrieren der eigenen Märkte	1	• Auslastung der Kapazitäten	1
		• Flexibilität	1
		• Standort	1
• Existenz von Substitutions-Leistungen	1	• Berücksichtigung von Umweltaspekten	1
		• Modernität	1
• Unabhängigkeit von der Gesetzgebung	1	• Beherrschte Technologie	1
Name des Krankenhauses:			
Abteilung:...			

Abb. 38 Formblatt für eine Portfolio-Analyse

---

265 vgl. Kreikebaum (1991); Hinterhuber (1997); Ebert (1990); Horváth (1994)

Anschließend erfolgte die Eingabe der zuvor gewonnenen Daten in ein speziell für die Portfolio-Analyse erarbeitetes Computerprogramm. Das so entstandene Portfolio (siehe Abbildung 39) wurde an alle Teilnehmer verteilt, präsentiert und diskutiert.

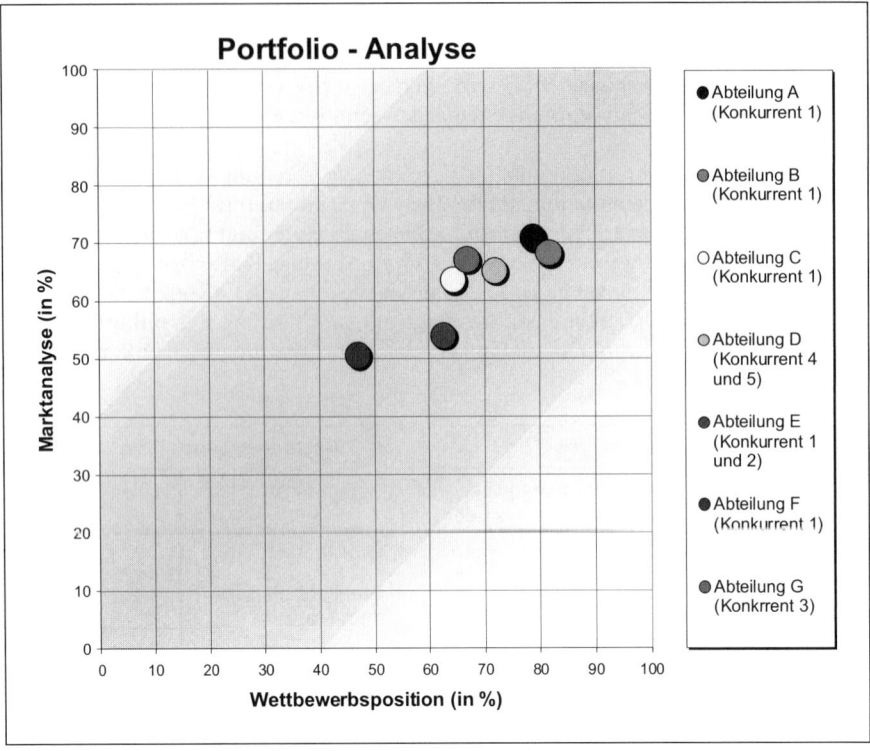

Abb. 39 Darstellung der Ergebnisse in einem Portfolio

4.6.5 Umfeld-Analyse

Im Rahmen der Umfeldanalyse wurde so vorgegangen, dass den Teilnehmern zunächst nacheinander die verschiedenen, für die Umfeldanalyse vorbereiteten Formblätter „Umfeldanalyse" (siehe Abbildungen 40–44) und das entsprechend dazu aufbereitete Informationsmaterial (siehe Anhang I und II) zu den Themengebieten

- soziokulturelle Umwelt
- rechtlich-politische Umwelt
- ökonomische Umwelt
- technologische Umwelt
- objektive und subjektive Kundenzufriedenheit

ausgehändigt wurden.

Die hier dargestellten Umfeldanalysen wurden in der Projektvorbereitung individuell für den Krankenhausbereich entwickelt. Das zur besseren Veranschaulichung erforderliche Informationsmaterial (siehe Anhang I und II) beinhaltet folgende – auf den Standort bzw. auf das Projektkrankenhaus bezogene – Daten:

Soziokulturelle Umwelt

- Bevölkerungspyramide der Projektstadt zum 31.12.1998
- Bevölkerungsentwicklung in der Projektstadt 1980–1999
- Bevölkerungsentwicklung in der Projektstadt 1999–2010
- wohnberechtigte Bevölkerung nach Altersgruppen in der Projektstadt 2000 und 2011 (01.01.)
- Geburten und Sterbefälle in der Projektstadt 1995–2010 (Prognose)
- die selbsteingeschätzte allgemeine Gesundheit, das psychische Wohlbefinden und die Häufigkeit von Hausarztkonsultationen in der Bevölkerung der Projektstadt (Bürgerumfrage 1996, n = 2029)
- Bevölkerungsentwicklung der 60-jährigen und älteren Menschen bis 2011

Ökonomische Umwelt

- Krankenhausentwicklung in der Projektstadt 1993–2000
- Krankenhausvergleich in der Projektstadt 1998
- Bettenzahlen nach Fachabteilungen in Allgemein-/Akut-Krankenhäusern und Sonderkrankenhäusern in der Projektstadt
- Stadtbezirke und statistische Bereiche der Projektstadt inkl. Lage der verschiedenen Krankenhäuser
- in Form eines Portfolios aufbereitete DRG-Daten des Projektkrankenhauses; betrachtet wurde das gesamte Krankenhaus sowie die einzelnen Fachabteilungen.
- Bettenauslastung des Projektkrankenhauses 1990–2005 (in %)
- Top-40-DRG-Statistik (Krankenhaus gesamt) 2000 (in %)
- alphabetisch angeordnete DRG-Legende

Jeder Teilnehmer erarbeitete mit Hilfe des beigefügten Informationsmaterials mögliche Chancen und Risiken, die sich aus den unterschiedlichen Themengebieten für das eigene Haus ergeben könnten. Diese Einschätzungen trugen die Teilnehmer auf zuvor ausgeteilten Karten ein, die ausgefüllten Karten wurden an eine Tafel geheftet und jeder Beteiligte erläuterte seine ausgearbeiteten Ergebnisse. Abschließend wurden alle Ergebnisse zusammengefasst, unterschiedlichen Oberbegriffen zugeordnet und in das jeweilige Formblatt „Bewertung von Chancen" (s. Abbildung 45) bzw. „Bewertung von Risiken" (s. Abbildung 46, beide Abbildungen finden sich in Kapitel 4.6.6) eingetragen.

Umfeldanalyse „soziokulturelle Umwelt"

Beachten Sie bitte folgende Punkte bei der Darstellung Ihrer **Chancen** und **Risiken**:

- Demografische Veränderungen (Alterspyramide)
- Geburten- und Sterberate
- unterschiedliche Kulturkreise
- Familienstrukturen
- Gesundheitszustand der Bevölkerung
- Lebens- und Ernährungsgewohnheiten der Bevölkerung

Welche **Chancen** lassen sich daraus für Ihr Haus ableiten?

Welche **Risiken** lassen sich daraus für Ihr Haus ableiten?

Abb. 40   Formblatt für die Umfeld-Analyse „soziokulturelle Umwelt"

Umfeldanalyse „rechtlich-politische Umwelt"

Beachten Sie bitte folgende Punkte bei der Darstellung Ihrer **Chancen** und **Risiken**:

- staatliche Eingriffe in die Krankenhausplanung (kein freier Markt)
- Gesetze
- Arbeits- und Tarifvertragsrecht
- Regierungswechsel
- Gewerkschaften

Welche **Chancen** lassen sich daraus für Ihr Haus ableiten?

Welche **Risiken** lassen sich daraus für Ihr Haus ableiten?

Abb. 41   Formblatt für die Umfeldanalyse „rechtlich-politische Umwelt"

Umfeldanalyse „ökonomische Umwelt"

Beachten sie bitte folgende Punkte bei der Darstellung Ihrer **Chancen** und **Risiken**:

- Ausgabenentwicklung der GKV und PKV
- Produkte und DRG (Leistungsspektrum)
- Krankenhausentwicklung in der Projektstadt 1993–2000
- Bettenzahlen nach Fachabteilungen in Krankenhäusern der Projektstadt
- Krankenhausvergleich in der Projektstadt 1998
- Inanspruchnahme von Krankenhäusern durch eine defizitäre Versorgung im ambulanten Bereich
- Inanspruchnahme von Krankenhäusern durch eine defizitäre Versorgung in Vorsorge- und Rehabilitationseinrichtungen

Welche **Chancen** lassen sich daraus für Ihr Haus ableiten?
Welche **Risiken** lassen sich daraus für ihr Haus ableiten?

Abb. 42   Formblatt für die Umfeldanalyse „ökonomische Umwelt"

Umfeldanalyse „technologische Umwelt"

Beachten sie bitte folgende Punkte bei der Darstellung Ihrer **Chancen** und **Risiken**:

- fortschreitende Automatisierung
- Neu- und Weiterentwicklung der Informationstechnik und Informationstechnologie
- Innovationen (erhöhte Innovationsrate)/Kostenentwicklung
- Fortschritte in der Medizintechnik bzw. in der Pharmaindustrie

Welche **Chancen** lassen sich daraus für Ihr Haus ableiten?
Welche **Risiken** lassen sich daraus für ihr Haus ableiten?

Abb. 43 Formblatt für die Umfeldanalyse „technologische Umwelt"

Umfeldanalyse „objektive und subjektive Kundenzufriedenheit"

Beachten sie bitte folgende Punkte bei der Darstellung Ihrer **Chancen** und **Risiken**:

- beschwerdefreie Lebensjahre von Patienten
- Einweiserverhalten (Kommunikation)
- ärztliche und pflegerische Leistungen
- Service- und Hotelleistungen
- Weiterempfehlung des Krankenhauses durch Patienten und Ärzte
- Kommunikation mit den niedergelassenen Praxen

Welche **Chancen** lassen sich daraus für Ihr Haus ableiten?
Welche **Risiken** lassen sich daraus für ihr Haus ableiten?

Abb. 44 Formblatt für die Umfeldanalyse „objektive und subjektive Kundenzufriedenheit"

Folgende **Chancen** ergaben sich für das Projektkrankenhaus aus der Umfeldanalyse:

- Kooperation mit niedergelassenen Ärzten aufbauen
- Kooperation bei Übernahme von Patienten entwickeln
- marktwirtschaftliches Denken, Personalentwicklung fördern
- Geschäftsfelder in vor- und nachgelagerten Versorgungsstufen entwickeln
- Spezialisierung/Nischenanbieter/Schwerpunktbildung entwickeln
- Prozessmanagement/Schnittstellenmanagement aufbauen
- Projekt DRG konzipieren
- Profil aufbauen und vermitteln
- Umsorgung des Patienten in den Vordergrund stellen
- Gesundheitszentrum
- Europa
- Privatpatientenanteil erhöhen
- weg von der „reinen Medizin"
- Leistungsspektrum älterer Menschen
- Mitarbeitergewinnung
- andere Kulturen

Risiken, die mit Hilfe der Umfeldanalyse erkennbar wurden, waren:

- Tarifvertragsrecht
- Politik Kostenträger
- starke Konkurrenz im allgemeinen Spektrum
- Defizite bei der Mitarbeitergewinnung
- fehlende Wirtschaftlichkeit
- zunehmende Konkurrenz
- geringe Flexibilität
- fehlende Investitionsbasis
- Verkürzung der Verweildauer
- zu enges Leistungsspektrum
- sinkende Geburtenzahlen

4.6.6 Bewertung von Chancen/Risiken

Die zuvor mit Hilfe der Umfeld-Analyse entstandenen Formblätter „Bewertung von Chancen" bzw. „Bewertung von Risiken" (siehe Abbildungen 45 und 46) wurden nacheinander an die Teilnehmer verteilt und anschließend von allen Beteiligten individuell ausgefüllt. Bewertet wurden „Wert und Nutzbarkeit" und die „zeitliche Erreichbarkeit" der in der Umfeld-Analyse (vgl. Kapitel 4.6.5) aufgestellten Chancen.
Die Bewertung der Risiken erfolgte mit Hilfe der Kriterien „Beeinflussbarkeit" und „Bedeutung/Gewichtung".

Bewertung von Chancen		
Chance	**Wert und Nutzbarkeit**	**zeitliche Erreichbarkeit**
	0 = sehr gering 6 = sehr hoch	
Kooperation mit niedergelassenen Ärzten aufbauen		
Kooperation bei Übernahme von Patienten entwickeln		
marktwirtschaftl. Denken, Personalentwicklung fördern		
. . .		

Abb. 45 Formblatt zur „Bewertung von Chancen" (Auszug)

Bewertung von Risiken		
Risiko	**Beeinflussbarkeit**	**Bedeutung/Gewichtung**
	0 = sehr gering 6 = sehr hoch	
Tarifvertragsrecht		
Politik Kostenträger		
starke Konkurrenz im allg. Spektrum		
Defizite bei der Mitarbeitergewinnung		
. . .		

Abb. 46 Formblatt zur „Bewertung von Risiken" (Auszug)

Die daraus resultierenden Ergebnisse wurden wiederum in ein Computer-Programm eingegeben und ausgewertet. Die dabei entstandenen Portfolios (s. Abbildungen 47 und 48) wurden anschließend an alle Beteiligten verteilt, durch den Projektleiter präsentiert und gemeinsam diskutiert.

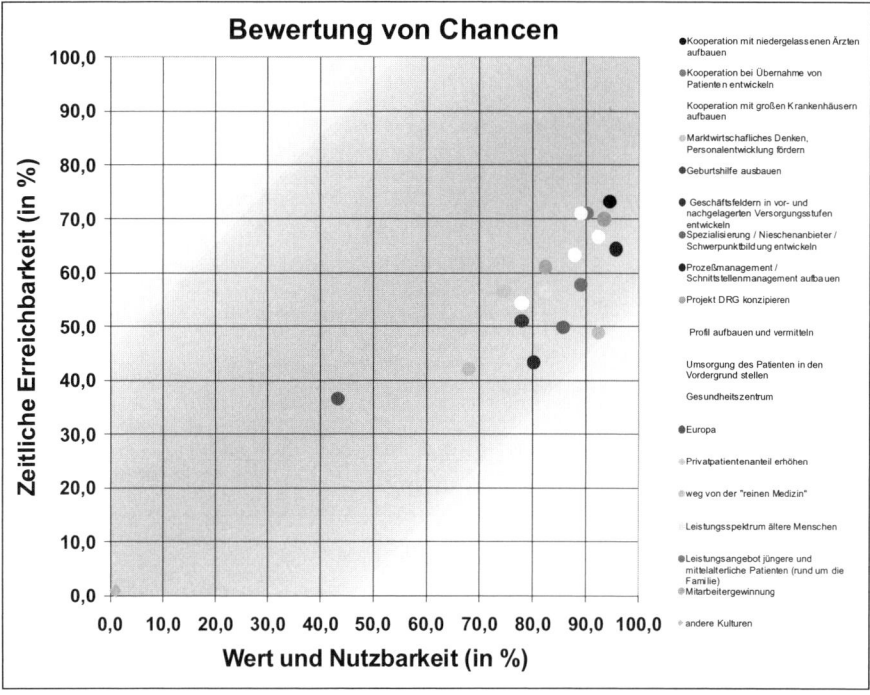

Abb. 47   Portfolio „Bewertung von Chancen"

147

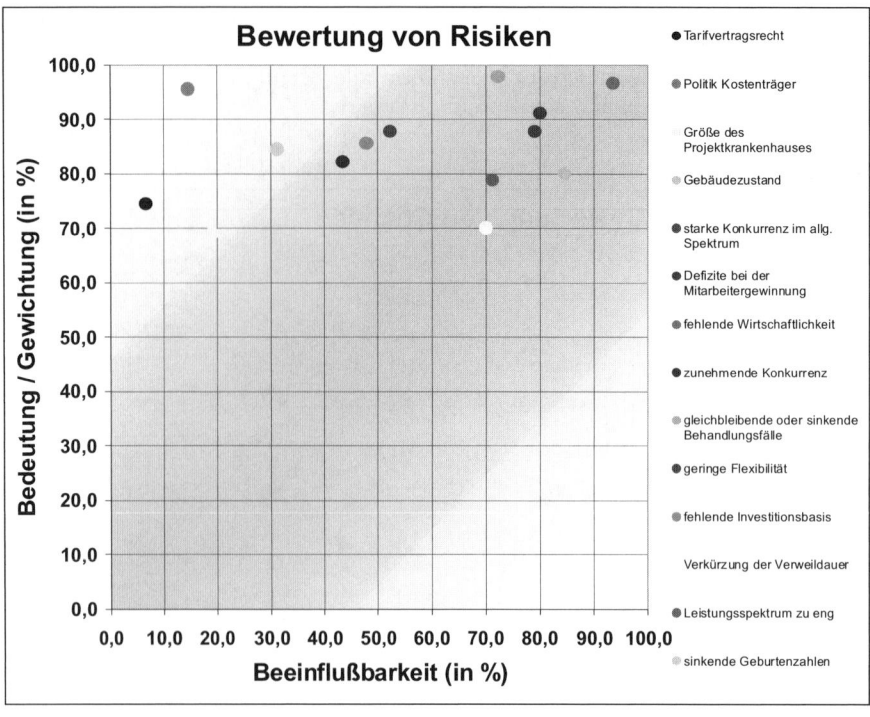

Abb. 48   Portfolio „Bewertung von Risiken"

4.6.7 Strategische Stoßrichtungen

Den Abschluss des 2-tägigen Workshops bildete die gemeinsame Erarbeitung strategischer Stoßrichtungen. Mit Hilfe der zuvor gewonnenen Ergebnisse konnte ein Aktionsplan mit 14 konkreten Themen und Aufgaben erstellt und an die Verantwortlichen verteilt werden (siehe folgenden Auszug).

Thema 1: Kooperation mit niedergelassenen Ärzten
Aufgaben: Konzeption (welche?, warum?, wie?)
Verantwortliche/Team: Chefärzte der Abteilungen
Zeitraum: 2 Monate

Thema 2: Kooperation bei Übernahme von Patienten entwickeln
Aufgabe: „systematisches" Vorgehen planen (Konzept)
Verantwortliche/Team: Medizin-Controller, Geschäftsführer
Zeitraum: 3 Monate

Thema 3: Personalentwicklung, Mitarbeitergewinnung, Tarifvertrag
Aufgabe: („Assistenz-Ärzte") alle Bereiche
Verantwortliche: Chefarzt Chirurgie
Zeitraum: 3 Monate

Thema 4: Geschäftsfelder in vor- und nachgelagerten Versorgungsstufen entwickeln
Aufgabe: Vision
Verantwortliche/Team: Geschäftsführer, Betriebsleitung
Zeitraum: 7 Monate

Thema 5: Spezialisierung, Nischenanbieter, Schwerpunktbildung entwickeln, Leistungsspektrum
Aufgabe: Konzeption
Verantwortliche/Team: Medizin-Controller, Betriebsleitung
Zeitraum: 2 Monate

Thema 6: Prozessmanagement, Schnittstellenmanagement aufbauen
Aufgabe: Konzeption entwickeln
Verantwortliche/Team: kaufmännischer Direktor
Zeitraum: 2 Monate

Thema 7: Projekt DRG konzipieren
Aufgabe: Kommunikation
Verantwortliche/Team: Medizin-Controller
Zeitraum: 2 Monate

Thema 8: Qualitätsmanagement
Aufgabe: Konzeption, „Umsorgung des Patienten" besonders berücksichtigen
Verantwortliche/Team: kaufmännischer Direktor
Zeitraum: 1 Monat

Thema 9: Profil aufbauen und vermitteln
Aufgabe: Konzeption
Verantwortliche/Team: Seelsorger
Zeitraum: 5 Monate

Thema 10: Privatpatientenanteil erhöhen
Aufgabe: Vision/Konzept
Verantwortliche/Team: Chefärzte
Zeitraum: 5 Monate

Thema 11: „weg von der reinen Medizin"
Aufgabe: Vision
Verantwortliche/Team: Mitarbeitervertretung
Zeitraum: 2 Monate

Thema 12: andere Kulturen
Aufgabe: muss noch formuliert werden
Verantwortliche/Team: noch nicht festgelegt
Zeitraum: noch offen

4.6.8 Hilfe zur Erarbeitung einer Konzeption

Im Anschluss an die Erarbeitung der strategischen Stoßrichtung des Projektkrankenhauses entwickelten die Teilnehmer gemeinsam mit dem externen Projektleiter eine Checkliste (siehe Abbildung 49), die ihnen bei der Erarbeitung der individuellen Konzeptionen als Hilfestellung dienen sollte.

Hilfe zur Erarbeitung einer Konzeption	
Konzeptionspunkte	**Leitfragen**
1) Zieldefinition	• Wie kann das angestrebte „Ziel" dieses Themas aussehen? Z. B. 30 % Kooperation mit niedergelassenen Ärzten im Stadtbereich Mitte der Fachdisziplin Innere Medizin
2) Ergebnisanalyse	• Welche Ärzte wollen wir ansprechen? • Welche Ärzte kommen in Frage? • Warum gerade diese Ärzte? (Begründungszusammenhang)
3) Festlegung der Vorgehensweise	• Wie sollen wir diese Ärzte ansprechen/kontaktieren? • Welche Möglichkeiten kommen in Betracht?
4) Erarbeitung der Arbeitspakete	• Welche Infrastruktur müssen wir vorhalten? • Was müssen wir dafür leisten? • Was müssen wir an Kompetenzen vorhalten/aufbauen?
5) Schätzung der Kosten	• Wie hoch werden die vermuteten Kosten sein?

Abb. 49 Checkliste „Hilfestellung zur Erarbeitung einer Konzeption"

4.6.9 Abschluss

Beendet wurde der Workshop mit einem Feedback der Teilnehmer. Hierzu wurden alle Teilnehmer aufgefordert, wie auch schon zu Beginn des Workshops, einen grünen Punkt auf einem Flip-Chart zu platzieren (siehe Abbildung 50).

Mit dem herrschenden Klima während der vergangenen zwei Tage waren alle Teilnehmer gut bis sehr gut zufrieden. Es wurden offene Diskussionen geführt und es fand ein guter Informationsaustausch unter allen Teilnehmern statt. Den Erfolg des Workshops schätzten die Teilnehmer mittel bis hoch ein. Die Erwartungen erfüllten sich größtenteils, es wurden überwiegend positive Eindrücke vermerkt. Kritisiert wurde die Tatsache, dass Defizite in der Ist-Situation zu wenig beachtet bzw. zu wenig hervorgehoben wurden. Insofern müssen die Daten der strategischen Positionierung im Rahmen einer medizinischen Strukturanalyse und strategischen Leistungsplanung im Laufe des Workshops immer wieder in den Vordergrund gestellt werden. Zusätzlich ist bei der Ermittlung des stationsersetzenden Potenzials die Reorganisation der medizinischen Fachabteilungen kontinuierlich bewusst zu machen.

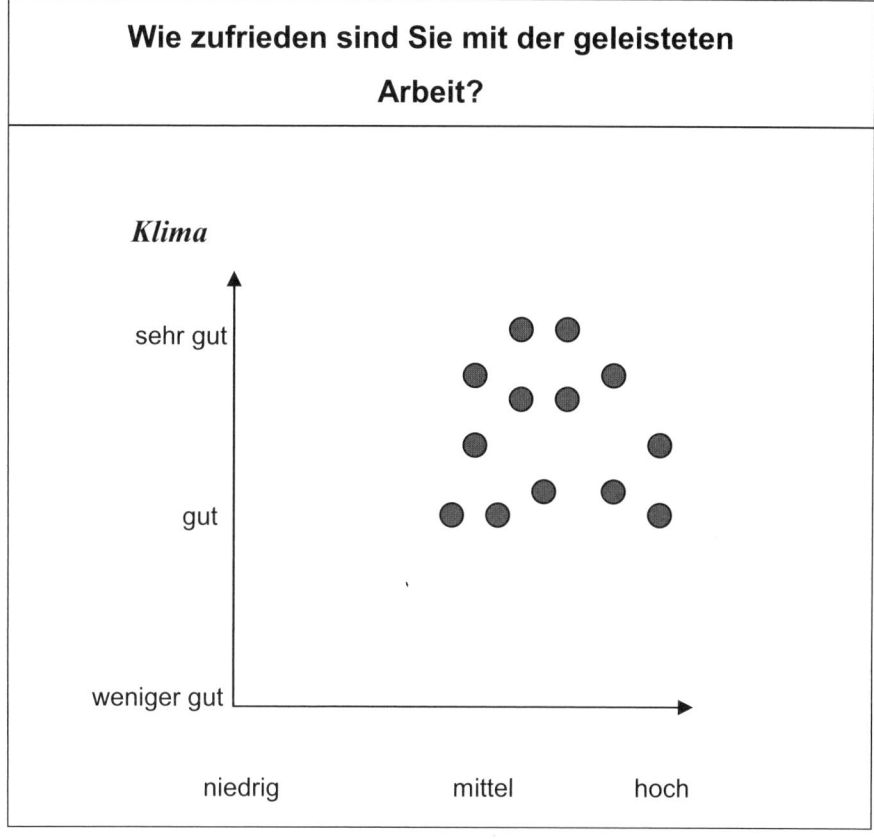

Abb. 50 Flip-Chart zum Abschluss des 2-tägigen Workshops

5 Ausblick

5.1 Entscheidungsgrundlage

Die im vorliegenden Buch dargestellten Instrumente des strategischen Managements sollen der Unternehmensleitung des Projektkrankenhauses als Entscheidungsgrundlage für ihr zukünftiges Handeln dienen. Sie sollen das Management bei seinen Entscheidungen unterstützen bzw. Hilfestellung für eine optimale Entscheidungsfindung geben. Für eine erfolgreiche Planung ist das Zusammenspiel sowie der systematische und gezielte Einsatz der einzelnen Instrumente von großer Bedeutung. Erforderlich ist zudem eine kontinuierliche Überprüfung des strategischen Managements. Die regelmäßige Durchführung eines – wie zuvor dargestellten – Workshops ist im Hinblick auf eine erfolgreiche strategische Planung empfehlenswert. Das strategische Controlling wird für die Krankenhäuser der Zukunft eine kontinuierliche Aufgabe darstellen.

5.2 Ausblick in die Zukunft

Bereits in der Einleitung wurde die momentane Situation und bisherige Entwicklung im Gesundheitswesen kurz aufgezeigt. Diese wird sich auch in der Zukunft fortsetzen. Der im Rahmen des politischen und wirtschaftlichen Zusammenschlusses in der europäischen Union entstandene Druck auf die mitteleuropäischen Staaten wird auch weiterhin Kürzungen im Sozial- und Gesundheitswesen mit sich bringen. Dies wird Auswirkungen auf die Dienstleistungen im Gesundheitswesen zeitigen und die beteiligten Instanzen des Managements werden sich diesem Wandel nicht entziehen können.
Die Zukunft der Krankenhäuser und Kliniken wird demnach voraussichtlich durch folgende Entwicklungen geprägt sein:[266]

- Neben stark spezialisierten Kliniken werden sich immer mehr Gesundheitszentren mit sehr tiefgehenden Leistungsumfängen herausbilden.
- Es ist mit einer weiter zunehmenden Wettbewerbsintensität zwischen den einzelnen Krankenhäusern zu rechnen. Ein weiterer Abbau des staatlichen Bestandsschutzes wird eine Auslese zugunsten der Häuser mit sich bringen, die sich auf den Wettbewerb eingestellt haben.[267]

---

266 vgl. Sidamgrotzki (2000), S. 159 f.
267 vgl. Braun (1999), S. 359

- Mit Hilfe der unterschiedlichen Service- und Hotelleistungen sowie weiteren zusätzlichen Leistungen wird in Zukunft ein großer Teil des Wettbewerbs ausgetragen werden.
- In den nächsten Jahren ist mit einer Verringerung der Bettenzahlen in Krankenhäusern zu rechnen. Somit wird auch die Zahl der Krankenhäuser zurückgehen. Wie der Abbau der Kapazitäten stattfinden wird, richtet sich danach, ob er vom Staat vorgegeben oder vom Markt gelenkt wird. Bleibt die Planungshoheit in der öffentlichen Hand, wird sich, wie schon jetzt beobachtet werden kann, der Abbau weiter fortsetzen. Andernfalls entscheidet der Wettbewerb und somit der Nachfrager über die Zukunft der Krankenhäuser. In diesem Fall werden einige nicht wettbewerbsfähige Häuser vollständig vom Markt verschwinden.[268]
- Krankenhäuser werden in naher Zukunft einem enormen Druck bezüglich ihrer Kosten- und Leistungstransparenz ausgesetzt sein.
- Es wird einen hohen Druck **auf** die Qualität und **zur** Qualität geben.
- Die ambulanten und teilstationären Strukturen werden in Zukunft weiter ausgebaut werden.[269]
- Aufgrund der zukünftigen Altersstruktur (in ca. 40 Jahren werden 30 % der Bevölkerung älter als 65 Jahre sein), werden sich die Schweregrade und die Betreuungsintensität der Patienten, welche stationär behandelt werden, erhöhen. Daraus resultieren höhere Kosten pro Fall in den stationären Bereichen bei einem gleichzeitigen Zwang zur Aufwand- bzw. Kostenminimierung.[270]
- Die Einführung der DRG hat bereits und wird weiterhin interne Strukturveränderungen in den einzelnen Häusern nach sich gezogen/ziehen. Die Kliniken werden gezwungen sein, ihre internen Abläufe zu optimieren und effizient zu arbeiten. Als Folge daraus wird die Spezialisierung der Häuser weiter in den Vordergrund treten. Ein weiterer Effekt des neuen Entgeltsystems wird die Verkürzung der akutstationären Phase und die frühe Fortführung der Behandlung in Rehabilitationskliniken sein.[271]
- Das öffentliche Interesse am Gesundheitswesen wird weiter steigen.[272]

Allein schon diese Aussichten zeigen, dass die Einführung und Durchführung eines strategischen Managements unumgänglich ist. Die Struktur und Qualität der strategischen Ebene ist zu überarbeiten. Die Zeiten, in denen sich die strategisch zuständigen Instanzen auf bloße Entscheidungen über Rechnung und Budget beschränkt haben, sind vorbei. Das strategische Krankenhausmanagement muss durch Flexibilität, integriertes Managementverständnis sowie kompetente und schnelle Entscheidungsfindung und -durchsetzung gekennzeichnet sein. Nur so kann es den Krankenhäusern gelingen die Zukunft erfolgreich zu bestreiten.[273]

---

268 vgl. Braun (1999), S. 349 ff.
269 vgl. Sidamgrotzki (2000), S. 159 f.
270 vgl. Sidamgrotzki (2000), S. 159 f.
271 vgl. Schaich-Walch (2/2001), S. 393–396
272 vgl. Sidamgrotzki (2000), S. 159 f.
273 vgl. Sidamgrotzki (2000), S. 160 f.

Literaturverzeichnis

Achner, St.: Das DRG-System kommt: Was ist zu tun? In: führen und wirtschaften im Krankenhaus (f&w). 19. Jg., Ausgabe März/April 2002

Adam D.: Planung und Entscheidung. 4. Auflage, Wiesbaden, 1996

Ansoff, H. I.: Managing surprise and discontinuity – Strategic response to weak signals. London, 1976

Aurich, W., Schroeder, H.-U.: Unternehmensplanung im Konjunkturverlauf. 2. Aufl. Verlag Moderne Industrie, München 1977.

Barney, J. B.: Gaining and Sustaining Competetive Advantage. New York, 1997

Bea, F.X./Haas, J.: Strategisches Management. 2. Aufl., Lucius & Lucius Verlagsgesellschaft, Stuttgart, 1997

Bea, F. X./Haas, J.: Strategisches Management. 3. neubearb. Aufl., Lucius & Lucius Verlagsgesellschaft, Stuttgart, 2001

Becker, F. G.: Anreizsysteme für Führungskräfte im strategischen Management. Köln, 1987

Bihr, D./Hekking, K./Krauskopf, D./Lang, J. R. (Hrsg.): Handbuch der Krankenhaus-Praxis. Unternehmensstrategien für Praktiker. W. Kohlhammer GmbH, Stuttgart, 2001

Bloech, J.: Beschaffungsplanung. In: Szyperski, N./Winand, U. (Hrsg.): HW Plan Stuttgart, 1989

BMG-Pressemitteilungen: Pressemitteilung Nr. 25 vom 01.03.2002

Braun, G. E. (Hrsg.): Handbuch Krankenhausmanagement: Bausteine für eine moderne Krankenhausführung. Schäffer-Poeschel-Verlag, Stuttgart, 1999

Bundesministerium für Gesundheit (Hrsg.): Statistisches Taschenbuch Gesundheit 2000. Stand: Juni 2000

Bungard, W./Kohnke, O.: Zielvereinbarungen erfolgreich umsetzen. Betriebswirtschaftlicher Verlag Dr. Th. Gabler GmbH, Wiesbaden, 2000.

Burk, R./Hellmann, W.: Krankenhaus-Management für Ärztinnen und Ärzte. ecomed Verlagsgesellschaft, Landsberg/Lech, 2001

Coenenberg, A./Baum, H. G.: Strategisches Controlling; Grundfragen der strategischen Planung und Kontrolle. 1990

Damkowski, W./Meyer-Pannwitt, U./Precht, C.: Das Krankenhaus im Wandel. Konzepte – Strategien – Lösungen. W. Kohlhammer GmbH, Stuttgart, 2000

Daschmann, H.-A.: Erfolge planen. Strategische Managementansätze und Instrumente für die Praxis. Verlag C.H. Beck, München, 1996

das Krankenhaus (2001): Redaktionsbeilage/Fallpauschalengesetz. Ausgabe 9/2001

D'Aveni, R.A.: Hyperwettbewerb. Strategien für die neue Dynamik der Märkte. Frankfurt a. M./New York, 1995, S. 17 ff.

Dézsy, J./Schwanzer, H.: Einführung in das Krankenanstaltenmanagement. Der Betrieb Krankenhaus und seine Stellung im Gesundheitssystem. Springer Verlag, Wien, 1993

Ebert, G.: Controlling, Managementfunktion und Führungskonzeption. Verlag Moderne Industrie, Landsberg/Lech, 1990

Ehrmann, H.: Planung. 4. Aufl., Kiehl Verlag Ludwigshafen, 1995

Esser, W.: Die Wertkette als Instrument der strategischen Analyse. In: Riekhof: Strategieentwicklung. Konzepte – Erfahrungen – Fallstudien. 2. Aufl., Stuttgart, 1994

Feucht, H.: Implementierung von Technologiestrategien. Frankfurt a. M., 1996

Fischer, B.: Größte Wirtschaftsbranche in NRW. In: krankenhaus umschau, 71. Jg., Ausgabe April 2002

Fleck, A.: Hybride Wettbewerbsstrategien. 1995

Gabele, E./Kretschmer, H.: Unternehmensgrundsätze. Zürich, 1986

Gälweiler, A.: Strategische Geschäftseinheiten und Aufbauorganisation der Unternehmung. In: ZfO, 48 Jg., Heft-Nr. 5, 1979

Gälweiler, A.: Unternehmensplanung. Grundlagen und Praxis. Neuausgabe bearbeitet und ergänzt von M. Schwanninger, Frankfurt a. M./New York, 1986

Gomez, P./Hahn, D./Müller-Stewens, G./Wunder, R.: Unternehmerischer Wandel – Konzept zur organisatorischen Erneuerung, T. Gabler Verlag, Wiesbaden, 1994

Grant, R. M.: Toward a knowledge-based theory of the firm. In: Strategic Management Journal 17, 1996

Grochla, E.: Beschaffungspolitik. In: Geist, M./Köhler, R. (Hrsg.): Die Führung des Betriebes, Stuttgart, 1981

Grochla, E./Schönbohm, P.: Beschaffung in der Unternehmung. Stuttgart, 1980

Hahn, D./Taylor, B. (Hrsg.): Strategische Unternehmensplanung/Strategische Unternehmensführung. 7. Aufl., Physica-Verlag, Heidelberg, 1997

Hammer, R. M.: Strategische Planung und Frühaufklärung. 2. Aufl., München, 1991

Harting, D.: Führen mit strategischen Unternehmensplänen. Methoden, Instrumente und Entscheidungshilfen für die Praxis (Schriften zum Marketing; Bd. 13). Schäffer-Poeschel-Verlag, Stuttgart, 1992

Hauke, E. (Hrsg.): Controlling im Krankenhaus: Ein Handbuch für alle Führungskräfte im Krankenhaus. Loseblattausgabe, Grundausstattung 1/92, Ueberreuter, Wien, 1993

Hauschildt, J.: Entscheidungsziele, Zielbildung in innovativen Entscheidungsprozessen: Theoretische Ansätze und empirische Prüfung, Tübingen, 1977

Heimerl-Wagner, P./Köck, C. (Hrsg.): Management in Gesundheitsorganisationen: Strategien, Qualität, Wandel. Ueberreuter, Wien, 1996

Hentze, J./Huch, B./Kehres, E. (Hrsg.): Krankenhaus-Controlling – Konzepte, Methoden und Erfahrungen aus der Krankenhauspraxis. Verlag W. Kohlhammer, Stuttgart, 1998

Hinterhuber, H.H.: Strategische Unternehmensführung, Band II: Strategisches Handeln. 4. Aufl., Berlin/New York, 1989

Hinterhuber, H. H.: Strategische Unternehmungsführung, Band II: Strategisches Handeln. 6. Aufl., Berlin, 1997

Hinterhuber, H. H.: Strategische Unternehmensführung. 6., neubearb. Aufl., Berlin/New York, 1996

Hinterhuber, H. H.: Strategische Unternehmensführung, Band I und II. 5. Aufl., Berlin, 1992

Hinterhuber, H. H.: Unternehmensführung I und II. 5. Aufl., Berlin, 1992

Hinterhuber, H. H./Friedrich S. A./Ayad Al-Ani/Handlbauer, G.: Das neue strategische Management – Perspektiven und Elemente einer zeitgemäßen Unternehmensführung. 2. vollst. überarb. und aktual. Aufl., Gabler Verlag, Wiesbaden, 2000

Horváth, P.: Controlling. 5. Aufl., Verlag Franz Vahlen GmbH, München, 1994

Horváth & Partner: Das Controllingkonzept. Der Weg zu einem wirkungsvollen Controllingsystem. 3. Aufl., Verlag C.H. Beck, München, 1998

InEK: G-DRG Fallpauschalenkatalog 2006. Deutsche Krankenhausverlagsgesellschaft, Krefeld, 2005

Keun, F.: Einführung in die Krankenhauskostenrechnung, Anpassung an neue Rahmenbedingungen. 4. Aufl., Betriebswirtschaftlicher Verlag Dr. Th. Gabler, Wiesbaden, 2001

Kirsch, W.: Strategisches Management: Die geplante Evolution von Unternehmen. München, 1997a

Kirsch W.: Wegweiser zur Konstruktion einer evolutionären Theorie der strategischen Unternehmensführung. 2. Aufl., München, 1997b

Kirsch, W./Bamberger, I./Berg, C. C./Weber, W.: Die Wirtschaft – Einführung in die Betriebs- und Volkswirtschaft, Wiesbaden, 1975, S. 454–459

Kirsch, W./Esser, W. M./Gabele, E.: Das Management des geplanten Wandels von Organisationen, Stuttgart, 1979

Kirsch, W./Reglin, B.: Umsetzung strategischer Programme: Strategische Steuerung und operative Managementsysteme. In: Kirsch, W. (Hrsg.): Beiträge zum Management strategischer Programme, München, 1991

Knaese, B.: Kernkompetenzen im strategischen Management von Banken. Wiesbaden, 1996

Kolks, U.: Strategieimplementierung. Wiesbaden, 1990

Korff, W./Feldhaus, St.: Handbuch der Wirtschaftsethik, Band 3, Ethik wirtschaftlichen Handelns. Gütersloher Verlagshaus, Gütersloh, 1999

Kreikebaum, H.: Strategische Unternehmensplanung. Verlag W. Kohlhammer, Stuttgart/Berlin/Köln, 1991

Kreikebaum, H.: Strategische Unternehmensplanung. 5., überarb. Aufl., Verlag W. Kohlhammer, Stuttgart/Berlin/Köln, 1993

Kreikebaum, H.: Strategische Unternehmensplanung. 6., überarb. Aufl., Verlag W. Kohlhammer, Stuttgart/Berlin/Köln, 1997

Kremer, H.-H.: Die Bestimmung von Produkt-Markt-Feldern als Kernproblem bei der Bildung strategischer Geschäftseinheiten. Frankfurt a. M./Bern/New York, 1986

Küpper, H.-U.: Beschaffung. In: Bitz, M./Dellmann, K./Domsch, M./Egner, H.Vahlens (Hrsg.): Kompendium der BWL, Band 1. 2. Aufl., München, 1989

Lauterbach, K./Lüngen, M.: DRG-Fallpauschalen. Eine Einführung. Schattauer Verlag, 2000

McDonald, A. L.: Social Responsibility: Whose Responsibility? In: "The McKinsey Quarterly", Summer 1976

Meffert, H.: Strategische Unternehmensführung und Marketing: Beitrag zur marktorientierten Unternehmenspolitik. Wiesbaden, 1988

Meffert, H.: Grundlagen einer marktorientierten Unternehmensführung. 8. Aufl., Wiesbaden, 1998

Minderlein, M.: Industrieökonomik und Strategieforschung. In: Stahle, W.H./Sydow, J.: Managementforschung. 3. Aufl., Berlin, 1993

Müller von der Grün, C. P.: Basel II macht nicht alle Kredite teurer, aber ihre Preise gerechter. In: führen und wirtschaften im Krankenhaus (f&w). 19. Jg., Ausgabe Januar/Februar 2002

Müller-Stewens, G./Lechner, C.: Strategisches Management – Wie strategische Initiativen zum Wandel führen. 2., überarb. und erw. Aufl., Schäffer-Poeschel, Stuttgart, 2003

Niedersächsische Krankenhausgesellschaft: Hinweise zur Einführung eines DRG-basierten Entgeltsystems. Hannover, 2000

Nieschlag, R., Dichtl E., Hörschgen H: Marketing. 16. durchg. Auflage. Duncker & Humblot Berlin, 1991

Olfert, K.: Unternehmensführung. Kompendium der praktischen Betriebswirtschaft. 4. Aufl., Friedrich Kiehl Verlag, Ludwigshafen, (Rhein), 2000

Pachlako, Chr.: Wie entsteht ein Leitbild? In: Schweizer Spital, 1/90

Peemöller, V. H.: Controlling. Grundlagen und Einsatzgebiete. 3. Aufl., Verlag Neue Wirtschaftsbriefe, Herne/Berlin, 1997

Pepels, W.: Unternehmensführung. Verlag W. Kohlhammer, Stuttgart, 2000

Peter, T. J./Waterman, R. H.: Auf der Suche nach Spitzenleistungen. Was man von den bestgeführten US-Unternehmen lernen kann. 5. Aufl., München, 1994

Porter, M. E.: Wettbewerbsvorteile (Competitive Advantage) – Spitzenleistungen erreichen und behaupten. 4. Aufl., Frankfurt a. M./New York, Campus Verlag, 1989

Porter, M. E.: Competitive advantage of Nations. In: Harvard Business Review, Ausgabe März/April 1990

Porter, M. E.: Wettbewerbsstrategie – Methoden zur Analyse von Branchen und Konkurrenten. 7. Aufl., Frankfurt a. M./New York, Campus Verlag, 1992

Porter, M. E.: Wettbewerbsvorteile – Spitzenleistungen erreichen und behaupten. 4., erw. Aufl., Frankfurt a. M./New York, Campus Verlag, 1996

Porter, M. E.: Wettbewerbsstrategie – Methoden zur Analyse von Branchen und Konkurrenten. 9. Aufl., Frankfurt a. M., 1997

Porter, M. E.: Wettbewerbsvorteile – Spitzenleistungen erreichen und behaupten. 5., erw. Auflage, Frankfurt a. M./New York, Campus Verlag, 1999

Porter, M. E./Miller, V. E.: Wettbewerbsvorteile durch Information. In: Harvard Manager. 7. Jg., Heft I, 1986

Poth, L. G.: Marketing, Grundlagen und Fallstudien. München, 1986

Prahalad, C. K./Hamel, G.: Nur Kernkompetenzen sichern das Überleben. In: Harvard Manager 13 (2), 1991

Projektstadt, Gesundheitsamt, Abteilung Gesundheitsförderung (Hrsg.): Gesundheitsrahmenbericht für die Projektstadt. Band 11. Februar 2001

Rasche, C.: Wettbewerbsvorteile durch Kernkompetenzen. Ein ressourcenorientierter Ansatz. 2. Aufl., Wiesbaden, 1996

Rasche, C.: Wettbewerbsvorteile durch Kernkompetenzen. Ein ressourcenorientierter Ansatz, 3. Aufl. Wiesbaden, 1998

Rochell, B./Roeder, N.: DRG-basierte Entgeltsysteme in Europa. In: Arnold, M./Litsch, M./ Schellschmidt, H. (Hrsg.): Krankenhaus-Report 2000. Schattauer Verlag, Stuttgart/New York, 2001a

Rochell, B./Roeder, N.: Starthilfe DRGs. Aktueller Stand und Perspektiven der Einführung eines DRG-Systems in Deutschland und die notwendige Vorbereitung des Krankenhauses. In: das Krankenhaus, Sonderheft Starthilfe DRGs. Die notwendige Vorbereitung im Krankenhaus. Sonderausgabe 2001. 4. Auflage, 2001b

Rocke, B.: Krankenhausbereich größter Wirtschaftssektor im Gesundheitswesen: Krankenhäuser im Zentrum der Gesundheitsversorgung. In: führen und wirtschaften im Krankenhaus (f&w). 19. Jg., Ausgabe Januar/Februar 2002

Rosen, R.: Strategic Management: An Introduction, 1995

Sachverständigenrat für die Konzertierte Aktion im Gesundheitswesen: Gesundheitsversorgung und Krankenversicherung 2000. Sondergutachten 1995. nomos Verlagsgesellschaft, Baden-Baden, 1995

Schaich-Walch, G.: Wer jetzt bremsen will, bremst sich selbst aus. In: führen und wirtschaften im Krankenhaus (f&w). 18. Jg., Ausgabe Juli/August 2001

Schirmer, H.: Krankenhauscontrolling. Handlungsempfehlungen für Krankenhausmanager und Krankenhauscontroller. expert Verlag/Linde Verlag, Renningen-Malmsheim/Wien, 1998

Schulte-Zurhausen, M.: Organisation. 2. Aufl., Verlag Franz Vahlen GmbH, München, 1999

Sidamgrotzki, E.: Change-Management im Krankenhaus. Libelle-Verlag, 2000

Simon, H.: Management strategischer Wettbewerbsvorteile. In: ZfB. 58. Jg., 1988

Simon, H. (Hrsg.): Das große Handbuch der Strategiekonzepte. Ideen, die die Businesswelt verändert haben. Campus Verlag GmbH, Frankfurt a. Main, 2000

Stahle, W. H.: Management: eine verhaltenswissenschaftliche Perspektive. 8., überarb. Aufl., Vahlen Verlag, München, 1999

Steiner, G. A.: Top Management Planung, München, 1971

Stonich, P. J.: Implementing Strategy, Cambridge, 1982

Thiex-Kreye/Kalbitzer: Veränderungen im Controlling bei Einführung eines DRG-Systems. In: das Krankenhaus. Ausgabe April 2000

Trill, R.: Krankenhaus-Management – Aktionsfelder und Erfolgspotentiale. Luchterhand Verlag, Berlin, 1996

Ulrich, P./Fluri, E.: Management. 6. Aufl., Bern/Stuttgart, 1992

Unternehmensberatung GmbH Beratung und Betreuung: Strategiekonzept zur regionalen Gesundheitsversorgung im Landkreis Nienburg. Bericht Januar 2001

Vollmuth, H. J.: Controlling-Instrumente von A-Z. 2. Aufl., WRS Verlag, Planegg/München, 1994

Welge, M. K.: Unternehmensführung II. Poeschel, Stuttgart, 1987

Welge, M. K./Al Laham, A.: Planung. Prozesse, Strategien, Maßnahmen, Wiesbaden, 1992

Welge, M. K./Al Laham, A.: Strategisches Management. Grundlagen – Prozess – Implementierung. 3., aktual. Aufl., Gabler Verlag, Wiesbaden, 2001

Welge, M. K./Al Laham, A.: Strategisches Management. Grundlagen – Prozess – Implementierung. 4., aktual. Aufl., Gabler Verlag, Wiesbaden, 2003

Westhelle, F.: In Zukunft werden immer mehr Kliniken „pleite" gehen. In: führen und wirtschaften im Krankenhaus (f&w). 19. Jg., Ausgabe Januar/Februar 2002

Wild, J.: Grundlagen der Unternehmensplanung. Reinbek bei Hamburg, 1974

Wild, J.: Grundlagen der Unternehmensplanung. 4. Aufl., Opladen, 1982,

Wilde, K. D.: Bewertung von Produkt-Markt-Strategien. Theorien und Methoden. Berlin, 1989

Witt, F.-J.: Controlling (Klausur-Intensivtraining BWL; Band 4). Verlag W. Kohlhammer, Stuttgart, 2000

Internetquellen

AOK: Übersicht über die für 2006 gültigen Landesbasisfallwerte in den einzelnen Bundesländern. http://www.aok-gesundheitspartner.de/inc_ges/download/dl.php/bundesverband/krankenhaus/imperia/md/content/gesundheitspartner/bund/krankenhaus/budgetverhandlungen/lbfw_2006_uebersicht.pdf. (Zugriff 11.12.2006)

InEK: Abschlussbericht G-DRG 2006. http://www.gdrg.de/service/download/veroeff_2006/Abschlussbericht_G-DRG-2006-051220.pdf (Zugriff 11.12.2006)

Lehrstuhl für Management, Fakultät für Verwaltungswissenschaft, Dr. rer. soc. Markus Gmür, http://www.competence-site.de/(Zugriff 13.12.2006)

UKM: PKKS Rechner zur Berechnung des Gesamt-Schweregrades. http://drg.uni-muenster.de/de/webgroup/m.pkks.php. (Zugriff 13.12.2006)

Simon-Kucher & Partners GmbH, Prof. Dr. Hermann Simon, http://www.marketingmix.de. (Zugriff 13.12.2006)

Schieritz, M./Jennen, B./Buchter H./Lebert R.:. Basel II droht an USA zu scheitern. http://www.ftd.de/unternehmen/finanzdienstleister/114052.html (Zugriff 08.11.2006)

Anhang

Anhang I – Umfeldanalyse (soziokulturelle Umwelt)

(Die Veröffentlichung der in Anhang I aufgeführten Abbildungen erfolgt mit freundlicher Genehmigung des Amts für Stadtentwicklung und Statistik der Projektstadt)

Bevölkerungspyramide der Projektstadt zum 31.12.1998
Quelle: Amt für Stadtentwicklung und Statistik, Stadt Münster

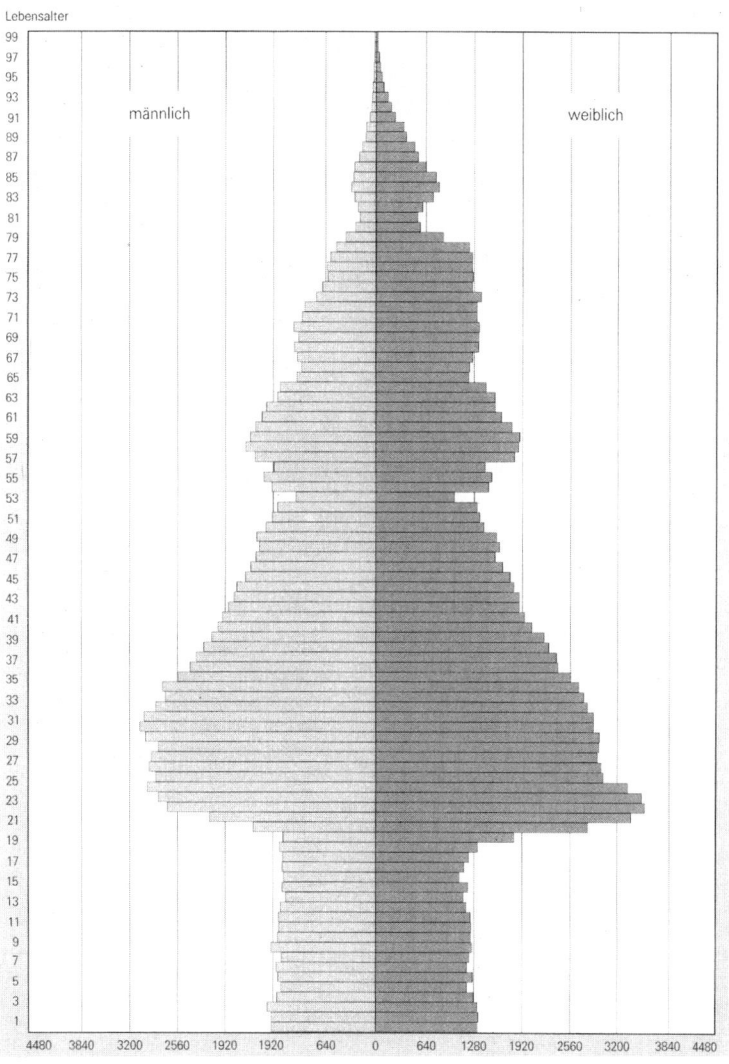

Bevölkerungsentwicklung in der Projektstadt 1980 bis 1999
Quelle: Amt für Stadtentwicklung und Statistik, Stadt Münster

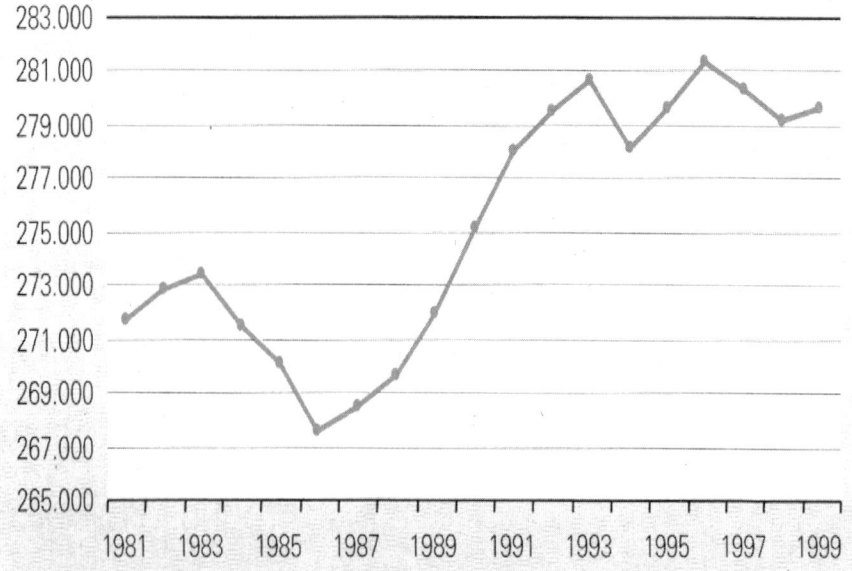

Bevölkerungsentwicklung in der Projektstadt 1999 bis 2010
Quelle: Amt für Stadtentwicklung und Statistik, Gesundheitsamt Projektstdt

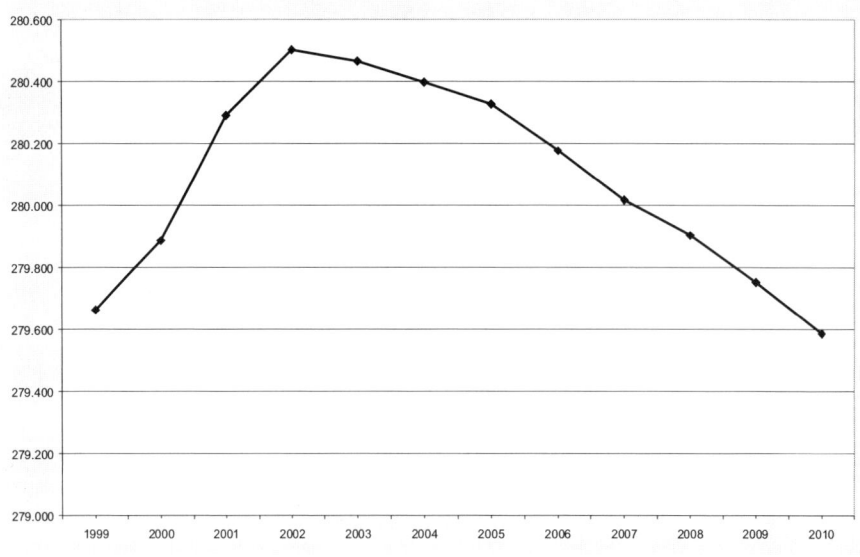

Bevölkerungsentwicklung 1999 - 2010

Wohnberechtigte Bevölkerung nach Altersgruppen in der Projektstadt 2000 und 2011
Quelle: Amt für Stadtentwicklung und Statistik, Stadt Münster

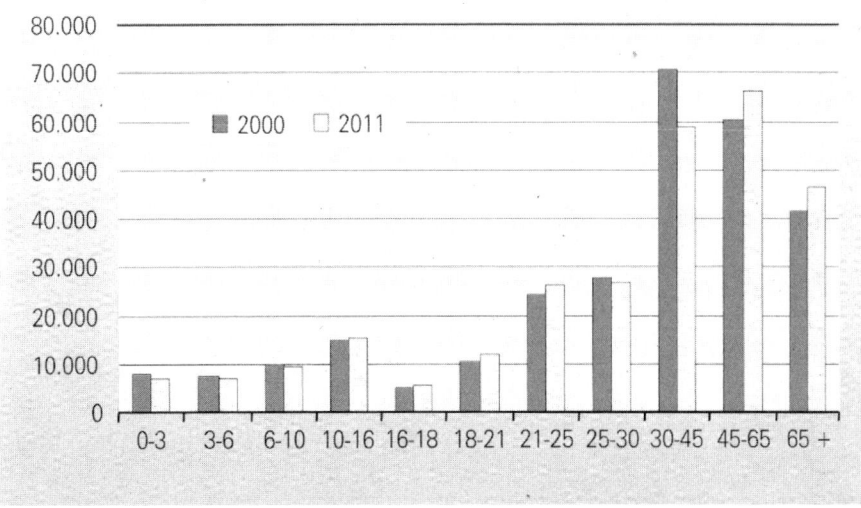

Geburten und Sterbefälle in der Projektstadt 1995 bis 2010 (Prognose)
Quelle: Amt für Stadtentwicklung und Statistik, Stadt Münster

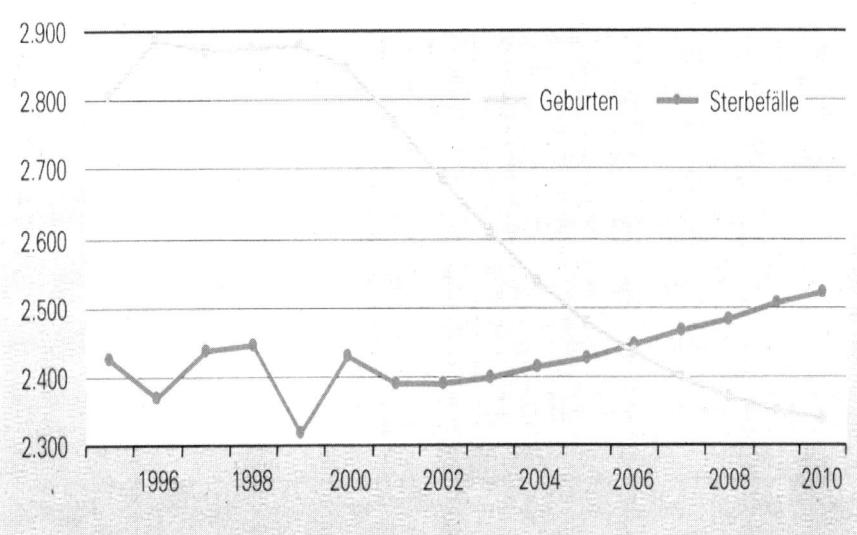

161

Selbst eingeschätzte allgemeine Gesundheit, psychisches Wohlbefinden und Häufigkeit von Hausarztkonsultationen in der Bevölkerung der Projektstadt (Bürgerumfrage1996; n = 2029)

Tabelle III.1: Die selbsteingeschätzte allgemeine Gesundheit, das psychische Wohlbefinden und die Häufigkeit von Hausarztkonsultationen in der Münsteraner Bevölkerung (Bürgerumfrage 1996, n = 2029)

	Allgemeine Gesundheit (% Einschätzung als weniger gut/ schlecht)	Psychisches Wohlbefinden (Summenscore, 100 = Maximum)	Hausarzt-konsultation (% letzte 12 Monate)
Alter, Jahre			
< 30	3,3	71,3	11,3
30 - 44	10,0	70,8	15,3
45 - 59	20,7	70,4	16,1
60+	35,3	72,1	23,7
Geschlecht			
Frauen	18,4	69,5	20,5
Männer	16,2	72,7	13,4
Familienstand			
ledig	7,7	70,2	15,3
verheiratet	20,3	72,0	16,9
geschieden	17,1	69,5	17,7
verwitwet	36,3	68,1	29,0
Schulbildung			
Volks- bzw. Hauptschule	29,3	70,9	28,7
Realschule	17,2	70,0	15,6
(Fach-) Abitur	8,9	72,1	12,4
andere/keine	31,3	66,4	29,6

Zum allgemeinen Gesundheitszustand: Er wurde auf einer 5-teiligen Antwortskala eingeschätzt. Zum psychischen Wohlbefinden: Es wurden 5 Fragen gestellt. Der Summenscore dieser Fragen wurde t-transformiert: 0 = Minimumwert, 100 = Maximalwert. Er ist als Prozentsatz des maximal erreichbaren Summenwertes zu interpretieren.

Quelle: Amt für Stadtentwicklung und Statistik, Bürgerumfrage 1996
Berechnungen durch Institut für Epidemiologie und Sozialmedizin, Universität Münster

Bevölkerungsentwicklung der 60-jährigen und älteren Menschen bis 2011
Quelle: Amt für Stadtentwicklung und Statistik, Stadt Münster

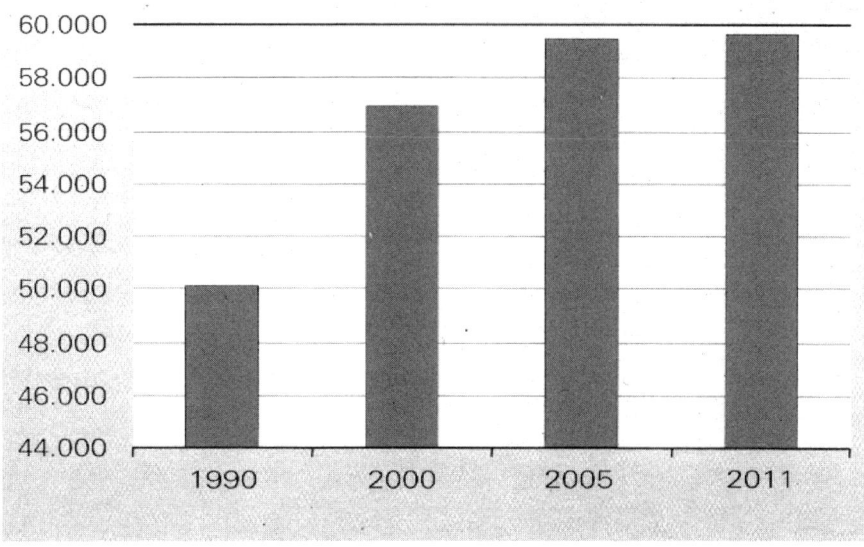

Anhang II – Umfeldanalyse (ökonomische Umwelt)

DRG-Portfolio des Projektkrankenhauses (gesamt) – Jahr 2000

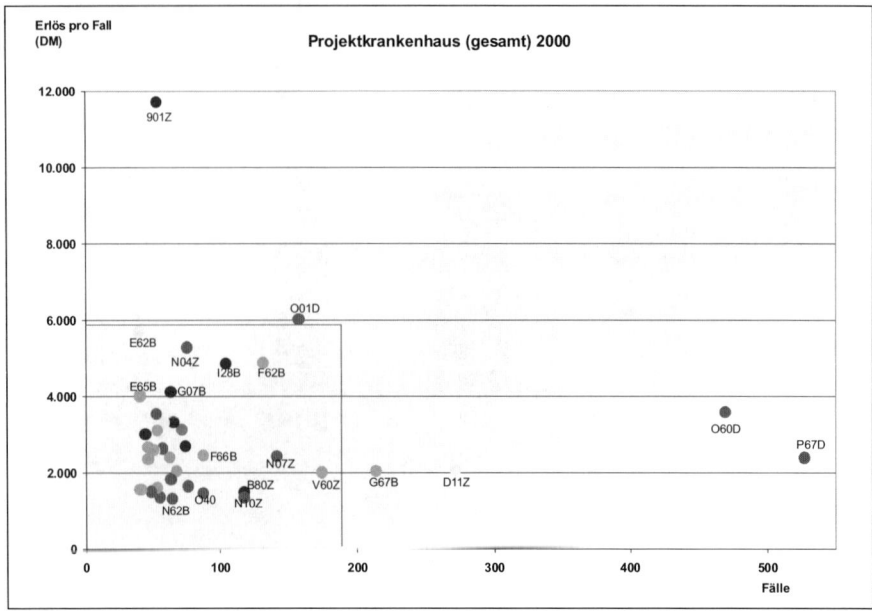

Ausschnitt aus dem DRG-Portfolio des Projektkrankenhauses (gesamt) – Jahr 2000

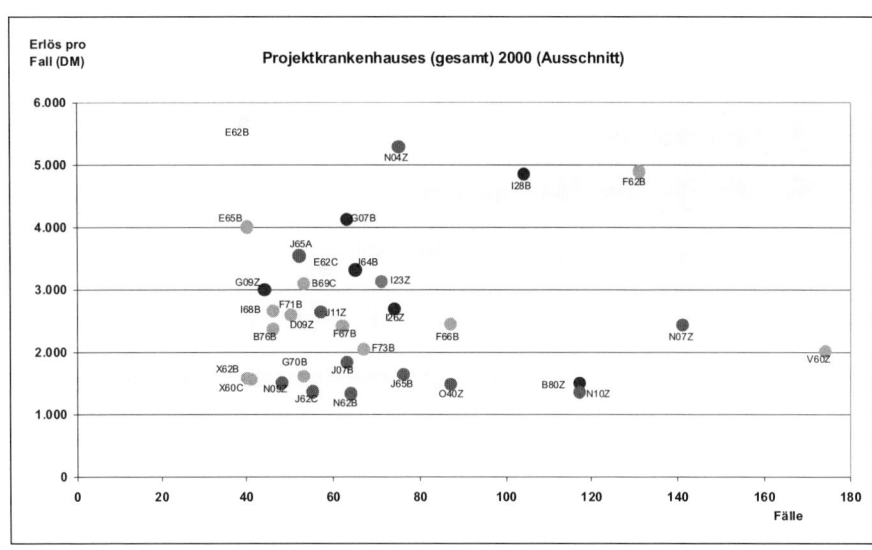

DRG-Portfolio des Projektkrankenhauses (Abteilung A) – Jahr 2000

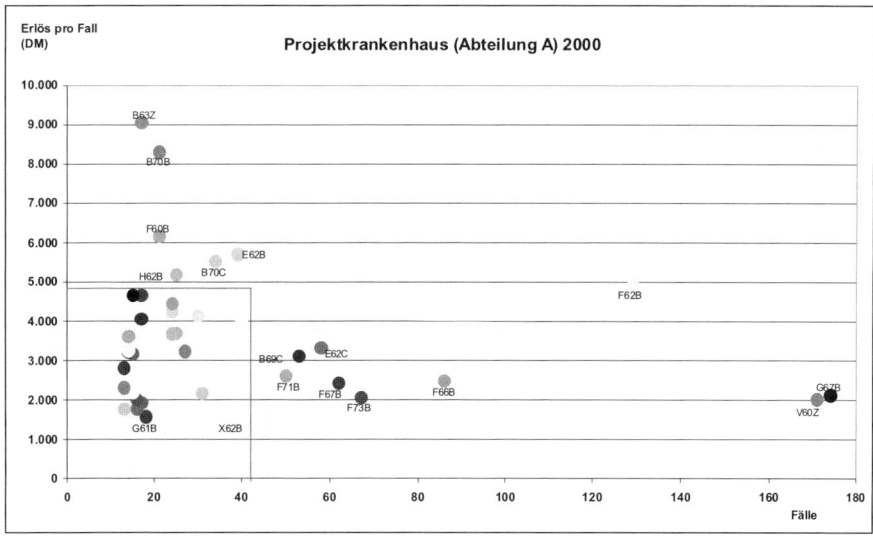

Ausschnitt aus dem DRG-Portfolio des Projektkrankenhauses (Innere Abteilung) – Jahr 2000

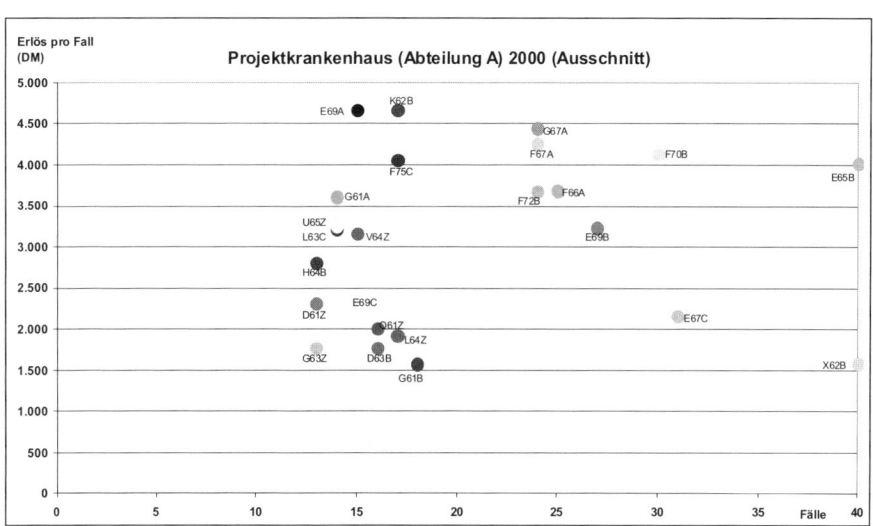

Top-40-DRG-Statistik (Projektkrankenhaus gesamt) – Jahr 2000 (in %)

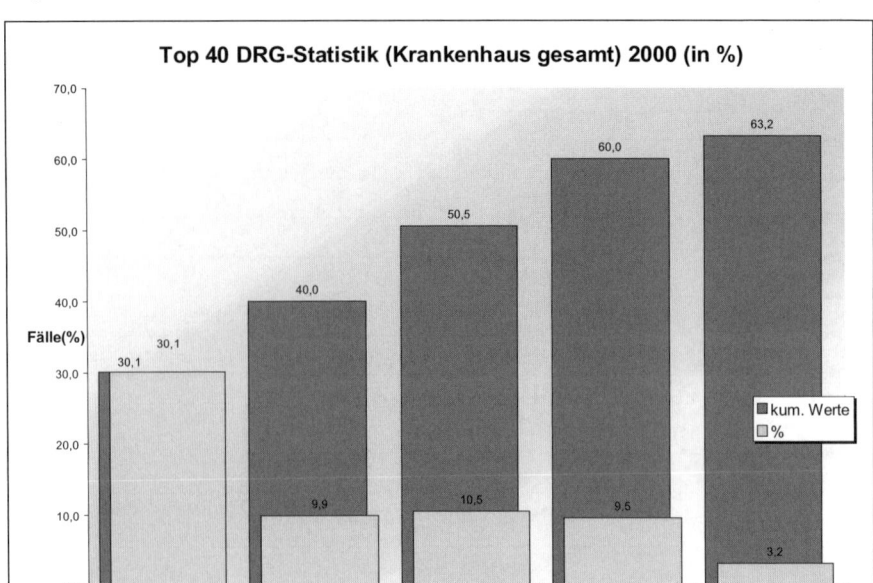

Auszug aus der DRG-Legende des Projektkrankenhauses

MDC	MDC-Text	DRG
MDC 01	B01Z-B81B	Krankheiten und Störungen des Nervensystems
MDC 02	C01 Z-C63B	Krankheiten und Störungen des Auges
MDC 03	D01Z-D67Z	Krankheiten und Störungen von Ohr, Nase, Mund und Rachen
MDC 04	E01 A-E75C	Krankheiten und Störungen der Atmungsorgane
MDC 05	F01 Z-F75C	Krankheiten und Störungen des Kreislaufsystems
MDC 06	G01 A-G70B	Krankheiten und Störungen der Verdauungsorgane
MDC 07	H01 A-H64B	Krankheiten und Störungen des hepatobiliären Systems und der Bauchspeicheldrüse

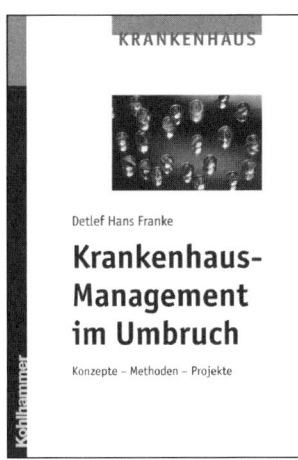

Fachliteratur Krankenhaus

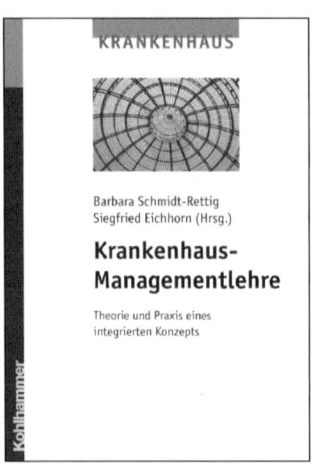

Barbara Schmidt-Rettig
Siegfried Eichhorn (Hrsg.)

Krankenhaus-Managementlehre

**Theorie und Praxis eines
integrierten Konzepts**

2007. 672 Seiten. Fester Einband
€ 75,–
ISBN 978-3-17-019914-9

Die 2.100 deutschen Kliniken mit 4% Anteil am Bruttosozialprodukt
bilden den Kern der Gesundheitswirtschaft. In den 90er Jahren wurde
eine Wende in der Ordnungspolitik vollzogen, die große Herausforderungen schuf: Preis- und Qualitätswettbewerb, Einstieg in neue
Versorgungsstrukturen und Märkte sowie Strukturwandel der Organisation und Führung. Dieses Werk präzisiert den Übergang von der
klassischen Krankenhausbetriebslehre zu einer Krankenhaus-Manage-
mentlehre in Theorie und Praxis und zeigt die Handlungsnotwendig-
keiten für ein proaktives Krankenhausmanagement auf.

Prof. Dr. Barbara Schmidt-Rettig vertritt an der Fachhochschule
Osnabrück die Schwerpunkte Krankenhausmanagement und Kranken-
hausfinanzierung.

Prof. Dr. Siegfried Eichhorn (†) ist Gründer der Krankenhausbetriebs-
lehre und war langjähriges geschäftsführendes Vorstandsmitglied des
Deutschen Krankenhausinstituts e.V. (DKI) sowie Professor für
Betriebswirtschaftslehre des Gesundheitswesens an der Technischen
Universität Berlin.

W. Kohlhammer GmbH · 70549 Stuttgart
Verlag für Medizin, Psychologie, Pflege und Krankenhaus
Tel. 0711/7863 - 7280 · Fax 0711/7863 - 8430

Kohlhammer